Christiane Pröllochs

# Sterbebegleitung bei Demenzkranken

Christiane Pröllochs

# Sterbebegleitung bei Demenzkranken

Tectum Verlag

Christiane Pröllochs

Sterbebegleitung bei Demenzkranken
ISBN: 978-3-8288-2401-0
Umschlagabbildung: © diephosi | iStockphoto.de
Umschlaggestaltung: Heike Amthor | Tectum Verlag


Besuchen Sie uns im Internet
www.tectum-verlag.de

Die Autorin ist unter c.proellochs@arcor.de erreichbar.

**Bibliografische Informationen der Deutschen Nationalbibliothek**
Die Deutsche Nationalbibliothek verzeichnet diese Publikation in der Deutschen Nationalbibliografie; detaillierte bibliografische Angaben sind im Internet über http://dnb.ddb.de abrufbar.

# Vorwort und Dank

Die Begleitung sterbender Menschen liegt mir seit einigen Jahren am Herzen. Nachdem ich in der eigenen Familie erleben durfte wie bedeutsam die letzte Zeit im Leben eines Menschen für ihn selbst und die Angehörigen sein kann, wurde ich auf die Tübinger Hospizdienste e.V. aufmerksam und schloss mich ihnen an. Seither ist die Hospizarbeit zu einem wichtigen Teil meines Lebens geworden. Durch die wissenschaftliche Beschäftigung mit der Thematik hat sich mein Blick nun noch einmal erweitert. Und er hat sich vertieft in der Fokussierung auf die spezielle Zielgruppe sterbender Demenzerkrankter. Im Laufe des Schreibens eröffneten sich mir neue Perspektiven. Ich begab mich in einen intensiven Prozess der Auseinandersetzung, stellte meine Ansichten in Frage, vor allem, was das Thema Tod und Sterben im gesellschaftlichen Kontext betrifft und welchen Stellenwert Hospiz und Palliative Care darin einnehmen. Insbesondere auch, welchen Risiken die Hospizbewegung dabei ausgesetzt ist, damit aber auch, welche Chancen und Aufgaben sie hat, gesellschaftlich zu Veränderungen in Richtung mehr Menschlichkeit beizutragen.

Danken möchte ich allen Ehrenamtlichen der Tübinger Hospizdienste e.V. Viele von Ihnen durfte ich ausbilden, einige über Jahre hinweg in monatlichen Fallbesprechungsgruppen begleiten. Mit und von ihnen habe ich viel gelernt über das, was „hospizliche Haltung“ genannt wird. Eine Haltung, die sich nicht auf die Sterbebegleitung beschränken lässt, ja, in der Sterbebegleitung gar nicht möglich ist, wenn sie nicht in der eigenen Persönlichkeit wurzelt und im alltäglichen Leben Fuß fasst. Den Ehrenamtlichen widme ich daher diese Arbeit mit großem Respekt und in tiefer Dankbarkeit.

Mein Dank geht auch an Frau Helene H., die ich in der Anfangszeit meiner eigenen Hospizausbildung begleitete und von der ich lernte, wie beglückend der Kontakt und die Begegnungen mit einem an Demenz erkrankten Menschen sein kann, selbst wenn er nicht mehr sprechen kann und langsam auch das Gehen verlernt. Ich werde nie vergessen, wie viel Liebe zwischen uns floss und wie beschenkt ich jedes Mal von ihr fort ging.

Ich danke meinen Kolleginnen in der Beratungsstelle für ältere Menschen und deren Angehörige e.V., für die vielen guten Erfahrungen wechselseitiger Ermutigung und Unterstützung und für Literaturhinweise und Zeitschriftenartikel, die sie mir zur Verfügung gestellt haben.

Bei Hartmut Deutschmann bedanke ich mich für die Hilfe in allen technischen Fragen, insbesondere beim Formatieren, sodass ich die Arbeit von Anfang an mit viel Spaß schreiben konnte. Herbert Lemcke danke ich für das kritische Gegenlesen der Arbeit, seine präzisen Nachfragen und konstruktiven Anregungen.

Herrn Professor Dr. Treptow danke ich für seine Unterstützung meines wissenschaftlichen Arbeitens und sein offenes Ohr für meine Fragen.

Darüber hinaus danke ich allen, die mich in dieser Zeit mit ihrem Interesse und in Gesprächen begleitet haben, besonders meinem Mann Tilmann.

# Inhalt

# Einleitung

Jeder Mensch muss sterben. Dank der rasanten Fortschritte der Medizin dürfen wir heute mit einer wesentlich längeren Lebensspanne rechnen als die Menschen jemals zuvor in der Geschichte. Die Lebenserwartung beträgt heute für Frauen etwa 82 und für Männer 77 Jahre.[1] Noch vor 100 Jahren wurden Frauen nur circa 58 Jahre alt, Männer lebten durchschnittlich 52 Jahre.[2]

Die segensreiche Entwicklung der längeren Lebensspanne bringt mit sich, dass es einen immer höheren Anteil an Menschen gibt, die an einer Demenz erkranken, denn Alter ist der Hauptrisikofaktor für Demenzerkrankungen. Heute leben in Deutschland etwa 1 Mio. Menschen mit dieser Krankheit. Bis zum Jahr 2050 wird sich ihre Zahl verdoppeln.

In früheren Zeiten starben Menschen zu Hause, in den Familien. Sterben war Teil des Lebens. Kinder kamen von klein auf damit in Berührung, es gab Rituale für Abschied und Trauer. In unserer heutigen Gesellschaft ist es nicht mehr selbstverständlich, direkt und persönlich mit dem Sterben konfrontiert zu werden. Menschen sterben in Kliniken und Pflegeheimen, der Tod ist ein „heimlicher Tod" (Ariès) geworden. Die moderne Hospizbewegung bemüht sich seit den späten 1960er Jahren, Sterben, Tod und Trauer wieder einen Platz zu geben und als zum Leben zugehörig zu vermitteln. Doch noch immer gehört Sterben zu den gemiedenen Themen in unserer Gesellschaft, die geprägt ist von Zielstrebigkeit, Leistungsorientierung und Effizienzdenken. Das Nachlassen von Kräften und Fähigkeiten will nicht so recht dazu passen, und dem Prozess des Sterbens einen Wert zuzusprechen, widerspricht der Logik unserer anderen Teilsysteme immens. Sterben und Tod machen Angst und werden daher gern in die Hände von Experten[3] gelegt und hinter die Mauern von darauf spezialisierten Einrichtungen gedrängt.

Ein zweites stark angstbesetztes Thema ist in unserer Gesellschaft der geistige Abbau durch eine Demenz. „Vor dieser Krankheit haben die meisten Deutschen mehr Angst als vor dem Tod"[4]. An Demenz zu

---

1 Vgl. Statistisches Bundesamt 2009.

2 Vgl. Statistisches Bundesamt 2006.

3 Der leichteren Lesbarkeit halber wurde in dieser Arbeit auf die Nennung beider Geschlechter verzichtet. Geschlechtsspezifische Formulierungen schließen das jeweils andere Geschlecht mit ein.

4 Gronemeyer 2008a, S. 34.

erkranken ist für viele Menschen gleichzusetzen mit würdelosem Dahinvegetieren. Die Angst führt zur Meidung des Kontakts mit Betroffenen und damit zu deren Isolation.

So ist offensichtlich, dass Demenzerkrankte in besonderem Maße gefährdet sind, in ihrer letzten Lebensphase sozial isoliert zu werden, da sie die Umgebung mit zwei Angst auslösenden Tatsachen konfrontieren: dem Sterben und der Demenz. Sterbende Demenzkranke geraten leicht in eine vierfache Isolation: (1) Isolation auf Grund der Demenz, die den Sterbenden in seiner eigenen Welt leben lässt, (2) Isolation durch die für die umgebenden Menschen Angst auslösende Situation, dass er ein Sterbender ist, wodurch sie sich von ihm zurückziehen, (3) Isolation durch das soziale Umfeld, das sich die Wesensveränderungen nicht erklären kann und das Unverständliche meidet, und schließlich (4) Isolation durch die Institution Altenpflegeheim, die an reibungslosen Abläufen interessiert ist, die der Demenzkranke durchkreuzt.[5]

Gerade Einsamkeit und Isolation aber fürchten Sterbende in der Regel am meisten.

Dieses Buch beschäftigt sich mit der Frage nach Konzepten der Begleitung sterbender Demenzerkrankter. Was brauchen diese Menschen, damit sie in Vertrauen und Geborgenheit ihr „Sterben leben"[6] können? Welche Themen- und Problembereiche beinhaltet Sterbebegleitung bei demenzerkrankten Menschen? Unter welchen Rahmenbedingungen findet sie statt? Welche gesellschaftlichen, institutionellen und individuell-persönlichen Voraussetzungen braucht es für gelingende Sterbebegleitung bei demenzkranken Menschen?

Auf allen drei gesellschaftlichen Ebenen – Makro-, Meso-, und Mikroebene – gibt es in den letzten Jahren Fortentwicklungen, was die gesamtgesellschaftliche Relevanz der Thematik widerspiegelt. Die Tabelle auf der nächsten Seite veranschaulicht dies.

Auf der Mikroebene geht es um die konkrete Situation der Betroffenen und ihrer Angehörigen und um die jeweiligen Bedarfe, für die es fallspezifische Lösungen braucht. Da diese individuellen Lebenssituationen aber keine Einzelfälle sind, wird auf der Mesoebene der Institutionen und Organisationen darauf mit strukturellen Weiterentwicklungen reagiert.

---

5 Vgl. Kostrzewa 2009, S. 31.

6 Vgl. Kostrzewa 2009, S, 32.

| | | |
|---|---|---|
| **Makro-ebene**<br>gesamt-gesellschaft-lich | Gesellschaftliche Werte<br><br>Politische Stellungnahmen<br><br>Gesetzgebung<br><br>Rechtsverordnungen | Menschenwürde, Leistungsorientierung, Effizienz, Autonomie-Ideal<br>Charta der Rechte hilfe- und pflegebedürftiger Menschen<br>Grundgesetz<br>§ 39a SGB V<br>§ 87b SGB XI<br>§ 45a SGB XI<br>Rahmenvereinbarungen zwischen Krankenkassen und Hospizverbänden |
| **Mesoebene**<br>institut-ionell | Umsetzung und Konkretisierung der Makroebene<br><br>Qualitätssicherung | Implementierungsansätze<br>Erarbeitung von Standards<br>Fort- und Weiterbildung von Mitarbeitenden<br>Qualitätsstandards für Sterbe- und Trauerbegleitung<br>Curricula für Ehrenamtliche<br>(„Mit-Gefühlt“, „Sterben begleiten“ usw., mit Inhalten wie Validation, Basale Stimulation, Biographiearbeit usw.)<br>Strukturierte Angehörigenarbeit<br>Entlastungsangebote wie Betreuungsgruppen, Tagespflege |
| **Mikroebene**<br>individuell | Konkrete Situation der Sterbenden und der sie Begleitenden | Bedürfnisse sterbender Demenzerkrankter<br>Krankheitsbedingte Erschwernisse der Begleitung<br>Situation der Angehörigen |

Dienstleistungsangebote werden geschaffen und ausgebaut, Altenpflegeeinrichtungen stellen sich auf die veränderten Bedürfnisse ihrer Kunden ein, professionell Pflegende werden weitergebildet und speziell qualifiziert, Qualitätsrichtlinien werden erstellt und Profile geschärft, Ehrenamtliche werden geschult und in die Versorgungssysteme integriert. Auf der Makroebene wird auf die demographischen Veränderungen mit neuen Gesetzen reagiert, die die ambulante vor der stationären Pflege weiter stärken sollen, Gesetzgeber verhandeln mit Kranken- und Pflegekassen über Rahmenvereinbarungen zur Umsetzung der Gesetze. Eine „Charta der Rechte hilfe- und pflegebedürftiger Menschen“ wird vom Bundesministerium für Familie, Senioren, Frauen und Jugend[7] herausgegeben. Und neben all dem treten die Themen Sterben und Demenz stärker ins öffentliche Bewusstsein, was unter anderem mit dem großen Engagement der Hospizbewegung und Demenz-Kampagnen durch verschiedene bundesweit aktive Demenzinitiativen zusammenhängt.

Die Vielschichtigkeit des Themas dürfte deutlich geworden sein. Dieses Buch bezieht sich auf die derzeitige Situation in Deutschland. Es wurden Studien und Metastudien der letzten 3-5 Jahre herangezogen, um die aktuellen Entwicklungen und relevanten Fragestellungen im Bereich „Sterbebegleitung bei Demenzerkrankten“ nachzuvollziehen. Fachzeitschriftenartikel wurden ebenso berücksichtigt wie aktuelle Handbuchartikel, Monographien und Grundlagenliteratur. Das Buch stellt so einen Überblick über Konzepte und aktuelle Entwicklungen dar. Die Perspektive einzelner Betroffener, Angehöriger oder professionell bzw. ehrenamtlich damit befasster Personen findet keine Berücksichtigung. Diese mittels qualitativer Interviews zu rekonstruieren, könnte eine lohnende Fortsetzung sein.

Das Buch ist so aufgebaut, dass die Themen Sterben und Demenz zunächst einzeln erörtert werden. In Kapitel 2 „Sterben“ wird der Umgang mit Tod und Sterben historisch und gesellschaftlich verortet. Sterben wird dann als Lebensphase zwischen Tod und Beginn des Sterbeprozesses eingegrenzt, wobei aufgezeigt wird, dass die genaue Bestimmung nicht eindeutig möglich ist und von der Perspektive abhängt. Hospiz und Palliative Care werden als Konzepte der Sterbebegleitung erläutert und der Begriff „Begleitung“ in seiner Bedeutung für die so genannte „hospizliche Haltung“ ausgeführt. Kapitel 3 befasst sich mit dem Thema „Demenz“, beginnend mit einer Beschreibung des Krankheitsbildes und theoretischer Grundannahmen über demenziell bedingtes Verhalten. Vor diesem Hintergrund werden Ansätze der Betreuung Demenzerkrankter vorgestellt. In Kapitel 4 „Sterbebegleitung bei Demenzerkrankten“ werden die beiden Themen zusammen geführt. Nach einer Übersicht über den Stand der Forschung wird der

---

7 Nachfolgend als BMFSFJ abgekürzt.

Sterbeprozess bei Demenzkranken in seinen Besonderheiten gegenüber dem ausschließlich somatisch Erkrankter spezifiziert. Die sich daraus ergebenden Themenbereiche werden im Einzelnen abgehandelt. Kapitel 5 beschreibt die Rahmenbedingungen, unter denen Sterbebegleitung bei Demenzerkrankten stattfindet. Die Situation häuslicher Pflege, Ansätze der Implementierung von Hospizkultur in Altenpflegeeinrichtungen sowie Weiterentwicklungen, die die Versorgung Demenzerkrankter am Lebensende verbessern sollen, werden erörtert. Eine Zusammenfassung mit Ausblick bündelt in Kapitel 6 die Antworten auf die Fragestellung und schließt mit weiterführenden Gedanken das Buch ab.

# 1 Sterben

Jeder kennt die Begriffe Sterben und Tod. Sterben wird als Verlauf gesehen, an dessen Ende der Tod steht. In diesem Kapitel soll das individuelle Erleben des Sterbens in seinem gesellschaftlichen Kontext verortet und die Lebensphase „Sterben" hinsichtlich ihres Endes – Eintritt des Todes - und ihres Anfangs eingegrenzt werden.

## 1.1 Sterben einst und heute

Sterben ist einerseits so individuell wie das Leben, andererseits unterliegt es gesellschaftlichen Bedingtheiten. Der Mensch weiß, dass er sterben muss, und er muss sich dazu in irgendeiner Weise verhalten. Wie Menschen dies individuell und auch kollektiv tun, ist und war sehr unterschiedlich in den verschiedenen Kulturen und Zeiten. Jede Gesellschaft hat ihre eigene Weise des Umgangs mit Tod und Sterben und diese kann als Spiegelbild der jeweiligen Kultur betrachtet werden[8].

### 1.1.1 Gesellschaftliche Bedingtheit des Umgangs mit Sterben und Tod

In früheren Jahrhunderten waren die Menschen wesentlich stärker mit dem Tod konfrontiert als heute. Er umgab sie in ihrem Leben augenscheinlich: die Menschen starben in jüngerem Lebensalter, sie starben oft plötzlich, der Tod war omnipräsent. Ein Viertel der Säuglinge überlebte nicht einmal das erste Lebensjahr[9]. Wer dann das junge Erwachsenenalter erreichte, konnte dennoch nicht sicher sein, „alt" zu werden. Pest, Hunger und Krieg bedrohten das Leben ständig. Die Menschen mussten mit der Unsicherheit des eigenen Lebens umgehen und diese bewältigen. Eine Verdrängung des Todes war nicht möglich.[10]

Über das Sterben in der vormodernen Zeit herrscht heute oft die Vorstellung, es sei damals „besser" gewesen, weil die Menschen der Tatsache des Sterbens ins Auge sahen. Außerdem lebten sie in der Lebensform des „Ganzen Hauses" zusammen und die Menschen starben, wo sie gelebt hatten. Für viele heutige Menschen ist es eine Art Idealvor-

---

8 Vgl. Gronemeyer 2008, S. 158.

9 Vgl. Imhof 1991, S. 123.

10 Vgl. Imhof 1991, S. 58.

stellung, zu Hause im Kreise der Familie zu sterben. Doch diese Vorstellungen eines Sterbens in Geborgenheit sind unrealistisch, wie Arthur Imhof belegt. Sie romantisieren und idealisieren das Sterben in vormodernen Gesellschaften. Dies wird verständlich, wenn man sich vor Augen führt, dass die Menschen früher am häufigsten an Infektionskrankheiten starben, an Pest, Typhus, Fleckfieber oder Tuberkulose. All diese Krankheiten führten stets dazu, dass unzählige Menschen gleichzeitig erkrankten und viele von ihnen starben.[11] Um sich selbst zu schützen, vermied man den Kontakt zu den Erkrankten, so weit dies möglich war. Das Zusammenleben im Ganzen Haus war Überlebenserwägungen geschuldet und wenn die Lebenssicherheit nicht mehr gewährleistet war, gab es keinen Grund die Gemeinschaft aufrecht zu erhalten. So war es auch damals nicht die Ausnahme allein zu sterben, sondern die Regel.[12]

Hinzu kommt, dass die Kirche die Definitionsmacht über die Sinngebung von Leben und Tod hatte. Das Wichtigste war, gottwohlgefällig zu sterben. In der Sterbestunde entschied sich alles: Entweder man kam ins ewige Fegefeuer, in die Hölle, oder man wurde in den Himmel aufgenommen. Was auch immer man im Leben getan hatte, man konnte sich nicht sicher sein, denn die eigentlichen schweren und gefährlichen Versuchungen hatte man erst auf dem Sterbelager zu erwarten. Die Vorstellung war, dass dann die Mächte des Teufels um die Seele feilschen und ringen. So waren die Menschen darauf angewiesen, sich beizeiten auf diesen Kampf vorzubereiten. Sie taten dies, indem sie ein Büchlein, die „Ars moriendi", ihr ganzes Leben lang immer wieder betrachteten. Es enthielt Bilder, die jedermann verstehen konnte, Darstellungen der Versuchungen und des Widerstehens, die dem Menschen den Weg durch die Todesstunde wiesen.[13] Sterben war also keineswegs einfacher oder angenehmer für die Menschen früherer Zeiten.

Die Unsicherheit, die die Spanne des eigenen Lebens betraf, zog sich durch die Jahrhunderte hindurch bis in den Anfang des 20. Jahrhunderts.[14] Noch 1875 lag die Lebenserwartung für Männer nur bei 35, für Frauen bei 38 Jahren. Im weiteren Verlauf des 19. Jahrhunderts ging dann die Kindersterblichkeit zurück und in der 1. Hälfte des 20. Jahrhunderts sank durch die Verbesserung der Lebensbedingungen und

---

11 Vgl. Imhof 1991, S. 34.

12 Vgl. Imhof 1991, S. 174.

13 Vgl. Imhof 1991, S. 34.

14 Vgl. Imhof 1991, S. 160.

die medizinischen Fortschritte in der Bekämpfung der Infektionskrankheiten auch die Erwachsenensterblichkeit. Seit dem Ende des 2. Weltkriegs reduzierte sich schließlich auch die Sterblichkeit im höheren Alter.[15] So vollzog sich der Wandel von der „unsicheren zur sicheren" Lebenszeit erst vor wenigen Jahrzehnten.

Das Leben ist sicherer geworden. Wir können heute davon ausgehen, zumindest ein Alter von 70 oder 80 Jahren zu erreichen. Die moderne Medizin hat dem Tod durch Krankheiten einiges entgegenzusetzen. Früher war Sterben oft eine Sache von wenigen Tagen. Heute gibt es Krankheiten, die länger andauern und ganze Lebensabschnitte betreffen können. Zwischen infauster Prognose und Tod dehnt sich oft eine erhebliche Zeitspanne aus. Wir sind im alltäglichen Leben nicht mehr zwangsläufig mit dem Tod konfrontiert, was zur Folge hat, dass die erste Begegnung mit dem Tod heute für viele Menschen der eigene ist. Und schließlich fürchten wir heute nicht mehr Fegefeuer und Höllenqualen.[16] Nicht generell zumindest, denn in unserer postmodernen Epoche der Pluralisierung der Lebensformen und der Individualisierung steht jedem frei, seine eigene Vorstellung von Lebensgestaltung und Sinndeutung zu wählen[17].

So sind wir heute weitgehend abgeschirmt von sterbenden Menschen und damit vom Tod und der Notwendigkeit der Auseinandersetzung mit der eigenen Endlichkeit. Doch der demographische Wandel und die damit steigende Zahl der Hochaltrigen, die oft an verschiedenen Krankheiten leiden, führt uns gesamtgesellschaftlich vor Augen, dass wir nicht darum herum kommen, uns mit dem Tod, vor allem aber mit der Lebensspanne davor, dem Sterben, auseinanderzusetzen. Denn die Sterbenden müssen versorgt werden und wo ihre Zahl immer größer wird, steigt der Bedarf an Versorgungsstrukturen.

### 1.1.2 Sterben in der postmodernen Gesellschaft

Der Umgang mit Tod und Sterben ist ambivalent. Auf eine Art ist das Sterben längst aus der Tabuzone heraus getreten: Durch die Medien werden wir täglich mit dem Tod konfrontiert. In Fernsehen, Internet und Computerspielen sehen schon Kinder Bilder von Sterbenden, Toten, von Mord und Ermordeten, selbst von zu Tode Gefolterten. Über Tod und Sterben werden Bücher geschrieben und Filme gedreht.

---

15 Vgl. Hradil 2004, S. 43.

16 Vgl. Imhof 1991, S. 162 ff.

17 Vgl. Hradil 2004, S. 261.

Die Masse an Literatur in diesem Bereich ist in den vergangenen Jahren fast unermesslich angewachsen. Man spricht darüber, plaudert in Talk-Shows, hört Sendungen im Radio. Und doch haben heute viele Erwachsene noch nie einen Menschen leibhaftig sterben sehen, noch nie einen Toten berührt und viele haben auch in reiferem Alter noch keinen Nahestehenden durch den Tod verloren. Ein Todesfall im persönlichen Umfeld führt oft zu Unsicherheit wie darauf zu reagieren ist, zu Hilflosigkeit im Kontakt mit den Hinterbliebenen und zu Sprachlosigkeit.

> „Wir haben auch hier eine doppelläufige Entwicklung. Auf der einen Seite wird das Sterben thematisiert und nicht mehr umschwiegen (...). Auf der anderen Seite wird es oft dort nicht besprochen, wo es ansteht."[18]

Reimer Gronemeyer sieht im Umgang mit Tod und Sterben ein Spiegelbild der Gesellschaft[19]. In unserer Gesellschaft werde dem Tod mit modernen Mitteln der Schrecken entzogen wird: Er wird in die Hände von Experten gegeben. Um Sterbende kümmern sich Intensiv- und Palliativmediziner, Ethikkommissionen, spezialisiertes Pflegepersonal und geschulte Ehrenamtliche.

Der technische Fortschritt ermöglicht es heute, Menschen am Leben zu erhalten, die noch vor wenigen Jahrzehnten an ihrer Krankheit gestorben wären. Der Preis ist hoch. Viele Menschen, die erleben, dass da „nur noch ein Körper" am Leben erhalten wird, hoffen, selbst nie so zu enden und versuchen, sich mit einer Patientenverfügung dagegen abzusichern.[20] Auf der anderen Seite sind die Kosten, die Menschen in ihren letzten Lebenswochen verursachen, gewaltig und steigen exponenziell auf das Lebensende hin an, sodass schon die Befürchtung nahe liegt, Hochaltrige könnten bald zum „sozialverträglichen Frühableben" aufgefordert werden[21]. Die Diskussion um die Legalisierung der Aktiven Sterbehilfe kann als Schritt dazu gesehen werden. Die erst seit diesem Jahr (2009) verbindlich geltende Patientenverfügung gerät ebenfalls in Gefahr, hierfür instrumentalisiert zu werden. Die Themen Sterben und Tod stehen so in einem Spannungsfeld zwischen extremen Gegenpolen.

---

18 Heller/Heimerl 2007, S. 484.

19 Gronemeyer 2008, S. 158.

20 Vgl. Gronemeyer 2008, S. 158 f.

21 Vgl. Gronemeyer 2008, S. 49.

### 1.1.3 Tod: Das Ende des Sterbeprozesses

Das Sterben findet sein natürliches Ende im Tod. Doch wann genau der Zeitpunkt des Todes eintritt, ist für die Wissenschaft selbst heute noch schwierig zu definieren.[22] Am eindeutigsten scheint es, den Todeszeitpunkt anhand körperlicher Parameter zu bestimmen. Die so genannten „sicheren" Todeszeichen sind nach Grond[23] Leichenstarre, Leichenflecken und Verwesungsgeruch, als „unsichere" Todeszeichen gelten Atemstillstand, Herzstillstand und Blässe. Seit Ende der 1950er Jahre kennt man den so genannten Hirntod, der eine weitere Todesdefinition ins Blickfeld brachte, die unter ethischen Gesichtspunkten sehr kritisch diskutiert wird, da sie eng mit dem Interesse an Organentnahmen verknüpft ist.[24] Kriterien für den Hirntod sind Koma, Fehlen der Spontanatmung, Erlöschen der Hirnstammreflexe über 12 Stunden oder Null-Linien-EEG über eine halbe Stunde. Diese Zeichen müssen von zwei Medizinern unabhängig von einander festgestellt werden.[25]

Doch nicht nur die Medizin definiert den Tod. Die Philosophie tut es auf ihre Weise. Platon und Aristoteles sahen den Tod dann als gegeben, wenn die Seele den Körper verlassen hat. Nach der Lehre des Tibetischen Buddhismus geschieht dies über einen gewissen Zeitraum hinweg, sodass empfohlen wird, den Körper des Verstorbenen „so lang wie möglich ungestört"[26] zu lassen.

Auch in der Sterbebegleitung wird der Eintritt des Todes eher als Verlauf denn als Zeitpunkt erlebt. Angehörige und Begleitende nehmen oft wahr, dass sich der Verstorbene in seinem Gesichtsausdruck in den ersten Stunden und Tagen noch verändert. Für viele ist spürbar, wenn er „endgültig" gegangen ist.

### 1.1.4 Wann beginnt das Sterben?

Auch bei dieser Frage gibt es unterschiedliche Betrachtungsweisen, je nach dem aus welchem Interesse heraus nach dem Beginn des Sterbeprozesses gefragt wird.

---

22 Vgl. Rest 2006, S. 21.

23 Vgl. Grond 1997, S. 337.

24 Vgl. Buchmann 2007, S. 52; vgl. Rest 2006, S. 174 ff. Rest führt an dieser Stelle die vielschichtigen Zusammenhänge von unterschiedlichen Interessengruppen bezüglich des so genannten Hirntods aus.

25 Schon Galenus (129-201 n. Chr.) sprach von den „drei Todespforten Lunge, Herz und Hirn". (Zitiert nach Buchmann 2007, S. 53.)

26 Rinpoche 2003, S. 226.

### 1.1.4.1 Medizinische Definitionen

Medizinisch gesehen ist die „Finalphase" die eigentliche Sterbephase. Sie umfasst die letzten Tage oder Stunden. Man spricht auch vom „point of no return". Ihr geht die „Terminalphase" voraus. Sie ist gekennzeichnet von zunehmender Einschränkung der Aktivität des Sterbenden und erstreckt sich über die letzten Tage und Wochen des Lebens. Die Zeit davor wird als „Präterminalphase" bezeichnet. Der Patient zeigt deutliche Symptome seiner fortgeschrittenen Erkrankung, die sich aber in der Regel durch Schmerztherapie und Symptomkontrolle lindern lassen. Die Übergänge zwischen den Phasen sind meist fließend, können aber auch sehr plötzlich sein. Mögliche Anzeichen für das Einsetzen der Finalphase sind extreme Schwäche, zunehmende Schläfrigkeit bis hin zur Bewusstlosigkeit, verkürzte Phasen der Aufmerksamkeit, mangelndes Interesse an Nahrungs- und Flüssigkeitsaufnahme sowie an der Umwelt und lebensbedrohliche Komplikationen.[27] Häufig treten in der dem Tod vorausgehenden Agonalphase Symptome wie kalter Schweiß, spitze und blasse Nase, Cheyne-Stoke-Atmung und Todesrasseln ein[28].

### 1.1.4.2 Gesellschaftliche Statusbestimmung

Sterben kann auch definiert werden über die gesellschaftliche Statusbestimmung. Dann ist zu fragen, wem die Definitionsmacht zugesprochen wird, einen Menschen als Sterbenden zu bezeichnen.

Sterbend könnte danach jemand sein,

- wenn der Arzt durch Kenntnis der Fakten dem Sterbenden diesen Status zuspricht, ohne dass der selbst es schon weiß. Der Arzt wird damit zum Türsteher, der den Eintritt in die Rolle des Sterbenden regelt.
- wenn die Angehörigen über die tödliche Erkrankung informiert sind und sich gegenüber dem Kranken in entsprechender Form verhalten. Hier ist der Sterbende als solcher sozial definiert.
- wenn der Patient selbst sich der Fakten bewusst wird oder sie akzeptiert.
- wenn nichts mehr für den Patienten getan werden kann, um sein Leben zu erhalten.
- wenn der Patient beginnt, sich zu verabschieden.[29]

---

[27] Vgl. Hildebrand 2004, S. 247.

[28] Vgl. Buchmann 2007, S. 58.

[29] Vgl. Kostrzewa 2009, S. 14 f.

#### 1.1.4.3 Definition: formale Aufnahmekriterien für ein Hospiz

Da stationäre Hospize „sich als Orte des Sterbens verstehen"[30] können Menschen, die hier aufgenommen werden, als sterbend bezeichnet werden. Die Aufnahmekriterien bilden dann die Definitionsgrundlage. Dazu gehören folgende:

- Der betroffene Patient leidet an einer zum Tod führenden Krankheit (z.B. einer Krebserkrankung oder dem Vollbild von Aids).
- Bei der Person ist bereits die konkrete, individuelle Todesursache vorhersehbar.
- Betroffene Person, Angehörige und möglichst auch der behandelnde Arzt kennen und billigen die Prinzipien der palliativen (auf Linderung, nicht mehr Heilung abzielenden) Versorgung und wünschen somit weder weitere Therapieversuche noch invasive Untersuchungen.[31]

Eine ähnliche Definition findet sich bei Buchmann, der sich auf Anschütz beruft. Demnach ist ein Patient sterbend,

> „bei dem die wegen der Grunderkrankung eingesetzte Therapie nicht zum Erfolg führt, sondern eine schnelle Verschlechterung mit Zusammenbruch der Grundfunktionen offenbar wird. Die Diagnose ist hochwahrscheinlich, weitere (...) Maßnahmen nicht mehr zumutbar, ein operativer Eingriff ist nicht mehr möglich, der sich verschlechternde Verlauf lässt vermuten, dass der Tod innerhalb von Tagen oder wenigen Wochen eintreten wird"[32].

#### 1.1.4.4 Sterben als Verlust von Identität

Eine weitere Möglichkeit Sterben zu definieren, besteht darin, Sterben als Verlust von Identität zu sehen, die sich aus sozialen Rollen und Funktionen zusammensetzt. Somit wäre Sterben ein das ganze Leben begleitender Prozess, der im Tod endet.[33]

#### 1.1.4.5 Soziales Sterben

Sterben ist also nicht eine rein medizinisch zu fassende Zeitspanne. Die gesellschaftliche Definition, wer als sterbend gelten soll, spielt eine

---

30 Buchmann 2007, S. 10.

31 Vgl. Kostrzewa 2009, S. 129 f.

32 Buchmann 2007, S. 54.

33 Vgl. Rest 2006, S. 21.

wesentliche Rolle. Dieser Zusammenhang wird im Begriff des „Sozialen Sterbens“ auf den Punkt gebracht. Er wurde erstmals von Goffman-Schüler David Sudnow geprägt, der ihn definiert als Zeitpunkt, ab dem „der - klinisch und biologisch noch lebende - Patient im Wesentlichen als Leiche behandelt wird“[34]. In den 1960er Jahren, den Anfängen des institutionalisierten Sterbens, führte Sudnow in den USA eine Studie zum Umgang mit Sterbenden im Krankenhaus durch. Es war die Zeit, in der Sterben als Scheitern der Medizin betrachtet wurde und daher in Kliniken nicht vorkommen sollte. Wo es doch passierte, wurden die Sterbenden in Badezimmer und Abstellkammern geschoben. Sudnow beschreibt Szenen, in denen den Sterbenden schon einmal im Voraus die Augenlider zugedrückt wurden, da dies bei Toten schwieriger sei, die Zahnprothesen wieder eingesetzt wurden oder wo die Sterbenden vorsorglich schon „hergerichtet“ wurden, so lang sie noch lebten. Von den 200 durch Sudnow beobachteten Todesfällen kam es nur noch bei etwa 12 zu Interaktionen zwischen Sterbenden und Ärzten bzw. Pflegepersonal.[35]

Sterben basiert hier auf Kommunikationsabbruch und geht von der Umwelt aus, die sich zurückzieht und den Sterbenden isoliert, weshalb auch von „sozialer Euthanasie“ gesprochen wird. Der soziale Tod geht dem physischen Tod häufig voraus. Diese Form „sozialen Sterbens“ widerfährt gerade Demenzerkrankten besonders oft.[36]

Auch Glaser und Strauss[37] haben beschrieben, wie es im Sterbeprozess zu Isolation und Kommunikationslosigkeit kommen kann. Sie unterscheiden Bewusstseinskontexte, die dies deutlich machen:

- **Geschlossene Bewusstheit** (closed awareness context): dem Sterbenden wird das Wissen um seinen Zustand aktiv vorenthalten. Das Krankenhauspersonal muss sich in Acht nehmen, um die Wahrheit nicht versehentlich preiszugeben.
- **Argwohn**: der Patient weiß nichts Genaues, ahnt aber, wie es um ihn steht. Die ihn umgebenden Personen weichen seinen Fragen aus und lassen ihn im Ungewissen. Miteinander ringen sie um die Beherrschung der Situation.
- **Wechselseitige Täuschung**: sowohl der Patient als auch die anderen wissen, dass er sterben muss. Alle verhalten sich aber übereinstim-

34 Zitiert nach Kostrzewa 2009, S. 20.

35 Gronemeyer 2008, S. 79.

36 Vgl. Buchmann 2007, S. 49.

37 Glaser/Strauss 1995.

mend so, als wäre dies nicht der Fall. Niemand lässt sich etwas anmerken.
- **Offenheit:** alle Beteiligten sprechen offen über den Zustand des Patienten und seinen bevorstehenden Tod.[38]

Wo nicht über das Sterben gesprochen wird, bleiben sowohl die Sterbenden als auch die Angehörigen allein mit ihren Sorgen und Ängsten. Das Sehnen des Erkrankten geht in Richtung Gewissheit, er will seine Prognose, seinen Status verifizieren.[39] Dennoch ist das Erfassen der Situation oft ein langer Prozess, der keineswegs linear verläuft, sondern bei dem sich der Sterbende und seine Angehörigen der Wahrheit des Todes langsam und schrittweise annähern, und bei dem es immer wieder auch ein Wegdrängen dieser Wahrheit geben kann[40].

Die Frage nach dem Beginn des Sterbeprozesses hat mitunter weit reichende Konsequenzen, insbesondere wenn es um die Beurteilung geht, welche Maßnahmen am Lebensende noch sinnvoll sind.[41]

> „Ein natürlicher Tod ist angesichts der medizinisch-technischen Möglichkeiten in unserer Gesellschaft nahezu unmöglich geworden, fast immer ist das Sterben von einem Tun und Lassen abhängig, also von der Entscheidung, dass gestorben werden „darf"[42].

Im Folgenden wird das Hospiz-Konzept als anerkanntestes Konzept der Sterbebegleitung vorgestellt.

## 1.2 Das Hospiz-Konzept

Die Hospizbewegung ist eine Antwort auf Fragen, die sich in modernen Gesellschaften, in denen Sterbende in Institutionen untergebracht werden, im Hinblick auf die letzte Lebensphase stellen. Sie sieht im Sterben keine Krankheit, sondern eine Lebensphase, die die menschliche Existenz charakterisiert. Übergänge sind im menschlichen Leben immer krisenhafte Zeiten. Es sind aber auch Zeiten, in denen Wachs-

---

38 Vgl. Glaser/Strauss 1995.

39 Vgl. Kostrzewa 2008, S. 79.

40 Von Max Frisch gibt es ein passendes Zitat zu diesem Prozess: „Man soll dem Kranken die Wahrheit hinhalten wie einen Mantel, in den er hineinschlüpfen kann, wenn er will – und sie ihm nicht wie einen nassen Fetzen um die Ohren schlagen" (Frisch zitiert nach Specht-Tomann/Tropper 2002).

41 Besondere Relevanz bekommt die Definition der „Sterbephase" in der Betreuung Demenzkranker, vgl. Kapitel 4.

42 Pleschberger 2007, S. 497.

tum, Entwicklung und innere Reifung möglich ist. In der Postmoderne sind viele alte Rituale, die diese Übergänge zu bewältigen halfen, verloren gegangen, sodass vermehrt neue Formen der Unterstützung notwendig werden. Auch die soziale Einbindung in Familie, Nachbarschaft und Freundeskreis ist nicht mehr selbstverständlich. Die Hospizbewegung will mit ihrer ganzheitlichen Orientierung und durch mitmenschliche Umgangsformen dazu beitragen, die letzte Lebensphase zu bewältigen.[43]

### 1.2.1 Die historische Entwicklung der modernen Hospizbewegung

Der Begriff „Hospiz" kommt von (lat.) „hospitium", was Herberge oder Gastfreundschaft bedeutet. Hospize gab es schon im Mittelalter. Dies waren an Pilgerwegen gelegene Klöster, in denen Mönche Wanderern und Pilgern Übernachtungsmöglichkeiten boten und Menschen aufnahmen, die unterwegs krank wurden oder starben. Hier wurden sie versorgt und auf ihrem letzten Weg begleitet.

Heute steht der Begriff „Hospiz" nicht mehr nur für Orte der Sterbebegleitung, sondern beinhaltet viel mehr das dahinter stehende Konzept.

Die moderne Hospizbewegung ist eng mit den Namen Elisabeth Kübler-Ross und Cicely Saunders verknüpft. Zur gleichen Zeit Ende der 1960er Jahre trugen die beiden Frauen[44] entscheidend dazu bei, die Lebensbedingungen sterbender Menschen zu verbessern, indem sie Sterben und Tod öffentlich thematisierten, einen neuen Umgang mit diesen Themen anregten und konkrete Schritte zur Verbesserung der Situation der Sterbenden und ihrer Angehörigen einleiteten und umsetzten.

Elisabeth Kübler-Ross veröffentlichte 1969 in den USA ihr berühmt gewordenes Buch „Interviews mit Sterbenden". Sie gilt als Pionierin

---

43 Vgl. Student/Mühlum/Student 2004, S. 36 f.

44 Dass es ausgerechnet zwei Frauen waren, die die Hospizbewegung initiierten, wird schlüssig, wenn man bedenkt, dass die Heilkunst zu allen Zeiten vor allem eine Domäne der Frauen war. Drei Elemente, die heute die Hospizarbeit ausmachen, finden sich schon im Können der heilkundigen Frauen in der weit zurückliegenden Geschichte: Die Fähigkeit, auch dann bei schwerkranken Menschen zu bleiben und ihnen nahe zu sein, wenn dies Angst macht; der Mut, genau hinzusehen, auch wenn Abstoßendes zu erkennen ist; und das Wissen darüber, wie Beschwerden, insbesondere Schmerzen zu lindern sind. Diese „weiblichen" Fähigkeiten beschreiben den Kern dessen, was heute Hospizarbeit bzw. Palliative Care ausmacht. (Vgl. Student/Mühlum/Student 2004, S. 136)

auf dem Gebiet der Sterbe- und Trauerbegleitung, das bis dahin die Domäne der Geistlichkeit war. In der Medizin wurde Sterben und Tod ausgeblendet, es wurde als Versagen empfunden und sollte eigentlich nicht vorkommen. Daher wurden Sterbende, die medizinisch aufgegeben waren, in Abstellkammern und Bäder geschoben, wo sie allein gelassen starben. Dies alles begann sich allmählich zu ändern mit den Erkenntnissen der Sterbe- und Trauerforschung, die entscheidend durch die Untersuchungen und Veröffentlichungen von Dr. Elisabeth Kübler-Ross geprägt wurden. In ihren Gesprächen mit Patienten, die an einer unheilbaren Krankheit - meist waren es Krebserkrankungen - litten, wurde deutlich, dass die Menschen in ihrer letzten Lebensphase noch wichtige Prozesse und unterschiedliche Gefühlslagen durchleben. Kübler-Ross konnte überzeugend vermitteln, dass Menschen darin nicht allein gelassen werden sollten und dass sowohl die Sterbenden selbst als auch ihre Angehörigen in der letzten Phase des Lebens Begleitung und Gespräche brauchen. Ihre Einteilung des Sterbeprozess in so genannte „Sterbephasen" ist heute eine umstrittene Theorie, da die Phasen leicht als normative Zustände missverstanden werden können, die vorgeben, wie der Sterbeprozess „richtig" zu durchlaufen ist. Dadurch besteht eine gewisse Gefahr, persönliches individuelles Erleben zu kategorisieren und zu bewerten. Auch beschränken sich die Erkenntnisse auf den Personenkreis der onkologisch Erkrankten im Endstadium. In wie weit sie verallgemeinerbar und auf andere Sterbeprozesse übertragbar sind, ist unklar. Trotz aller Kritik verdankt die Hospizbewegung Elisabeth Kübler-Ross viel, da durch sie weltweit eine kritische Auseinandersetzung mit der Thematik begann und Sterben und Tod zu Themen wurden, die öffentlich diskutiert werden konnten.[45]

Anfang des 20. Jahrhunderts gab es bereits einen eher unbekannten[46] Vorläufer der heutigen Hospizbewegung, der von fünf irischen Schwestern ausging. Sie nahmen sich in einem Londoner Reihenhaus sterbender Menschen an und befassten sich mit der Erforschung der Schmerzbegrenzung am Ende einer Krankheit. Menschen sollten hier „wirklich leben, bis sie sterben"[47]. Daraus ging das St. Josephs Hospice hervor.

---

45 Vgl. Lamp 2001, S. 12 f.

46 Franco Rest weist kritisch darauf hin, dass Neuerungen, die nicht von Medizinern stammen, üblicherweise nicht öffentlich wahrgenommen und beachtet werden, obwohl gerade die Pflegenden die wahren Begleiter und Begleiterinnen der Sterbenden seien (Vgl. Rest 2006, S. 30).

47 Rest 2006, S. 30 f.

Durch Cicely Saunders breitete sich die Hospizbewegung in England weiter aus. Sie war gelernte Krankenschwester und Sozialarbeiterin und hatte intensiv und nachhaltig bei den Sisters of Charity im St. Josephs Hospice gelernt. Später arbeitete sie im Londoner St. Luke's Hospital, wo sie David Tasma kennen lernte, einen Juden, der den Holocaust überlebt hatte und 40-jährig an Krebs starb. Von ihm erfuhr sie, wie quälend die Angst vor Schmerzen und Einsamkeit im Sterben sein kann. Daraus erwuchs ihr Wunsch, ein Haus zu schaffen, in dem Menschen in Ruhe, ohne Schmerzen und ohne allein gelassen zu werden, sterben können. Um die notwendige Anerkennung für dieses Projekt zu erhalten und sich für die wissenschaftliche Weiterentwicklung der Behandlungsmethoden zu qualifizieren, studierte sie Medizin und eröffnete schließlich 1967 das St. Christopher's Hospice. Ihre Vision war, Schmerzen wirkungsvoll zu bekämpfen. Sie ging davon aus, dass Schmerz nicht nur körperliche sondern auch psychische, soziale und spirituelle Komponenten hat und Menschen im Sterben daher auf all diesen Ebenen versorgt und begleitet werden sollten. Dieses ganzheitliche Verständnis von Schmerz bezeichnete sie als das Konzept „Total pain". Von Anfang an arbeitete sie mit einer großen Schar freiwilliger, meist junger Menschen zusammen, die – einer angelsächsischen Tradition folgend – zwischen Schulabschluss und Ausbildungsbeginn eine Art freiwilliges soziales Jahr absolvierten. Sie saßen an den Betten der Sterbenden, lasen ihnen vor, hielten die Hand und übernahmen eine Unzahl von Handreichungen, mit denen sie die Pflegenden entlasteten, sodass diese Zeit hatten, in aller Ruhe die Sterbenden pflegerisch zu versorgen. Auch die Angehörigen wurden in die Betreuung einbezogen und ihre Bedürfnisse zum Wohle der Sterbenden mit berücksichtigt. Auf diese Weise waren psychosoziale ehrenamtliche Begleitung, fürsorgliche Pflege und ärztlich-medizinische Schmerz- und Symptomlinderung samt deren wissenschaftlicher Weiterentwicklung aufs Engste mit einander verzahnt. Die Begriffe haben sich im Laufe der Entwicklung der Hospizbewegung gewandelt. Zunächst sprach Cicely Saunders noch von „Terminal Care", später dann von „Hospice Care". Heute hat sich weltweit der Begriff „Palliative Care" durchgesetzt.

### 1.2.2 Die Entwicklung der Hospizbewegung in Deutschland

In Deutschland kam die Entwicklung der Hospizbewegung später in Gang. Ein erster Impuls wurde gesetzt durch den Film „Noch 16 Tage", den der Münchner Jesuit Reinhold Iblacker 1971 über das St. Christopher's Hospice in London gedreht hatte. Dieser Film löste eine Welle negativer Kritik aus. Der Begriff „Sterbeklinik" den Iblacker verwendet hatte, provozierte viele negative Assoziationen. Eine Kommerzialisierung des Sterbens und Ghettoisierung Sterbender wurde befürchtet, und man vermutete gefährliche Schritte in Richtung Euthanasie. Insbesondere die großen Kirchen sprachen sich vehement gegen die Hospizarbeit aus und machten ihren Einfluss geltend.[48]

Nach dieser zunächst erfolglosen „ersten Rezeption der Hospizidee in Deutschland“[49] kam die Entwicklung in den 1980er Jahren langsam in Gang. Eine erste Palliativstation eröffnete 1983 an der Kölner Chirurgischen Universitätsklinik. 1985 wurden der erste überregionale Verein „OMEGA - Mit dem Sterben leben“ und der Christopherus Hospiz Verein in München gegründet. 1986 war die Eröffnung des ersten stationären Hospizes „Haus Hörn“ in Aachen. Zögerlich entstanden weitere Hospizinitiativen. Die ersten Hospizgründungen verstanden sich vor allem als stationäre Einrichtungen, erst allmählich entwickelte sich die Erkenntnis, dass Hospiz vor allem ein Konzept der Begleitung bedeutet. Mit der Zeit entwickelten sich zunehmend ambulante und ehrenamtlich tätige Hospizvereine. Ende der 80er, Anfang der 90er Jahre sprachen sich dann auch die Kirchen für die Hospizarbeit aus, worauf hin sich diese rasant ausbreitete. Viele der Initiativen waren an die Kirchen angegliedert.

Neben den konkreten Umsetzungen der Hospizidee spielte anfänglich auch die theoretische Auseinandersetzung eine große Rolle. Kontrovers wurde diskutiert, ob Ehrenamtliche einer gründlichen Ausbildung bedürfen, oder Sterbebegleitung eine Alltagsbefähigung ist, die jeder Mensch mitbringt.[50] Johann-Christoph Student war maßgeblich daran beteiligt, dass die Hospizidee in Deutschland Fuß fassen konnte. Er verband mit Hospiz das Konzept einer Begleitung sterbender Menschen, das einen anderen Umgang mit Sterben und Tod deutlich werden ließ.[51]

### 1.2.3 Die Hospiz-Idee

Der Kern des Hospizgedankens ist, dem Sterben einen Platz im Leben zu geben und es aus der Abgeschiedenheit in den Alltag zurück zu holen. Ziel der Hospizarbeit ist es, schwerkranken und sterbenden Menschen zu ermöglichen, ihre letzte Lebenszeit so beschwerdearm

---

48 Vgl. Lamp 2001: 14 f

49 Lilie 2004, S. 45.

50 Vgl. Student/Mühlum/Student 2004, S. 144 ff.

51 Vgl. Lamp 2001, S. 16.

wie möglich zu verbringen und sie nach den eigenen Wünschen sinnvoll gestalten zu können. So ist Sterbebegleitung Lebensbegleitung in der letzten Lebensphase.[52]

> „Sie sind wichtig, weil Sie eben Sie sind. Sie sind bis zum letzten Augenblick Ihres Lebens wichtig. Wir werden alles tun, damit Sie nicht nur in Frieden sterben, sondern auch bis zuletzt leben können"[53].

Johann-Christoph Student hat die Hospizidee konkretisiert, indem er Kennzeichen aufgestellt hat, die allen Hospizangeboten gemeinsam sind und die als Qualitätskriterien einer guten Sterbekultur gelten können:

1. **Kennzeichen:** Der sterbende Mensch und seine Angehörigen stehen im Zentrum des Hospizdienstes. Die Betroffenen fällen die Entscheidungen, die Angehörigen werden mit betreut. Oft leiden sie mehr als der Sterbende unter der Situation.
2. **Kennzeichen:** Ein interdisziplinäres Team arbeitet im Sinne des Sterbenden zusammen. Dazu gehört nicht nur medizinisches Personal wie Ärzte und Pflegende, sondern auch andere Berufsgruppen, wie Sozialarbeiterinnen, Seelsorger, Juristen und Therapeuten. Nur so kann den Bedürfnissen sterbender Menschen Rechnung getragen werden, denn die Sterbenden werden nicht nur als „Kranke" wahrgenommen, sondern ganzheitlich als Menschen mit ihren unterschiedlichen Bedürfnissen. Die verschiedenen Teammitglieder sollen sich untereinander stützen und dem Burnout-Syndrom entgegenwirken.
3. **Kennzeichen:** Die Einbeziehung Ehrenamtlicher. Sie werden nicht als Lückenbüßer oder billiges Personal gesehen, sondern haben spezifische Aufgaben. Sie bringen Zeit für die Sterbenden mit, sind für sie da, schenken ihnen Nähe, ein offenes Ohr, reden mit ihnen oder stehen einfach zur Verfügung. Sie bringen das Alltägliche in die Begleitung. Und sie tun dies im Angesicht von Tod und Trauer. Die Ehrenamtlichen sind darin geübt, dies auszuhalten. Das erfordert Schulung und Begleitung.
4. **Kennzeichen**: Gute Kenntnisse und Fertigkeiten der Symptomkontrolle. Neben wirksamer Schmerztherapie betrifft dies auch die Linderung von anderen belastenden Beschwerden, die in der Endphase von Krankheiten häufig auftreten, wie Atemnot, Übelkeit, Erbrechen, Juckreiz usw. Hier kommt die Palliativmedizin zum Einsatz.

---

52 Vgl. Student/Mühlum/Student 2004, S. 15 f.

53 Cicely Saunders

5. **Kennzeichen:** Kontinuität der Fürsorge. Da sich das Befinden im Sterbeprozess schnell ändern kann, ist eine Erreichbarkeit des Hospizdienstes rund um die Uhr unerlässlich, um belastende Klinikeinweisungen vermeiden zu können. Oft genügt Angehörigen schon die Sicherheit, die sie durch die Möglichkeit einer Rufbereitschaft bekommen. Kontinuität bedeutet auch, dass die Familie nach dem Tod ihres Angehörigen weiter begleitet wird. Gute Trauerbegleitung kann gesundheitliche Risiken vermeiden und helfen, die erste Zeit nach dem Tod eines nahe stehenden Menschen zu überstehen.[54]

Neben diesen unmittelbaren Versorgungsaufgaben im Sinne psychosozialer Begleitung und lindernder Pflege und Therapie, die an erster Stelle stehen, hat die Hospizarbeit weitere Aufgaben, bei denen es eher um die gesellschaftliche Entwicklung einer Sterbekultur geht:

- Hospizarbeit ist in der Beratung von Betroffenen, Familien und Organisationen (z.B. Krankenhäusern und Pflegeheimen) tätig.
- Hospizarbeit hat einen Bildungsauftrag: dieser bezieht sich zunächst auf die Aus- und Weiterbildung der in der Sterbebegleitung Tätigen selbst, dann aber auch auf die Weiterbildung von Menschen in helfenden Berufen und in der Gemeindearbeit. In der Hospizarbeit tätig zu sein, setzt die Bereitschaft zu einem fortwährenden persönlichen Entwicklungsprozess voraus.
- Hospizarbeit hat einen Forschungsauftrag: Praxiserfahrungen sollen systematisiert werden und in Zusammenarbeit mit Forschungseinrichtungen zu Beschreibungen über Erkenntnisse führen, was das Leben sterbender Menschen erleichtern kann.[55]

---

54 Student/Mühlum/Student 2004, S. 27 ff.

55 Vgl. Student/Mühlum/Student 2004, S. 37 f.

### 1.2.4 Ehrenamtlichkeit

Von Anfang an war die Hospizarbeit von Ehrenamtlichen getragen. Ehrenamtlichkeit gerät leicht in den Verdacht, Arbeit zum Nulltarif anzubieten und bezahlte Arbeitskräfte vom Markt zu verdrängen bzw. Menschen auszunutzen. Doch Ehrenamtlichkeit bringt etwas Spezifisches in die Begleitung, das sich von bezahlter Tätigkeit abhebt.

Ehrenamtliche kommen mit eigenständigem Auftrag. Sie haben weder zu pflegen, noch zu untersuchen oder zu organisieren. Sie bieten sich als Gesprächspartner an, hören zu, sie sind einfach da für die Betroffenen, als Menschen, die aus ihrem eigenen Lebenszusammenhang in den des Sterbenden und seiner Familie kommen, deren Alltag und Sorgen eine Weile teilen und dann wieder zurückgehen in ihr eigenes Leben. Sie stellen ihre Zeit, ihre Lebenserfahrung und ihre Begabung zur Verfügung. Sie repräsentieren Normalität und Alltag für die Sterbenden und ihre Angehörigen. Dies kann überaus wohltuend für die Betroffenen sein und ihnen die Gewissheit geben, in ihrer speziellen Situation eingebunden zu bleiben in das gesellschaftliche Leben und nicht an dessen Rand zu stehen. Zudem haben die Ehrenamtlichen als Nicht-Professionelle den Blick der Bürger, der potenziell Betroffenen und können aus ihrer Sicht den Professionellen Rückmeldungen geben.[56]

In der Hospizarbeit engagieren sich in Deutschland circa 80.000 Ehrenamtliche. Viele Hospizvereine haben mehr Ehrenamtliche als Anfragen nach Sterbebegleitung. Vor allem Frauen sind es, die sich hier engagieren. Nach Gronemeyer scheint die Hospizarbeit für viele eine Art Zufluchtsort für Nächstenliebe zu sein, die es sonst in unserer Gesellschaft nicht oft gibt.[57] Auch wenn die Motive sich hier zu engagieren sehr breit gefächert sind und sich sicher nicht allein darauf reduzieren lassen, so ist Hospiz insgesamt doch ein Feld der unentgeldlichen, freundschaftlichen menschlichen Begegnung, die für alle Beteiligten eine Bereicherung darstellt.

Ehrenamtliche tragen wesentlich dazu bei, dass Erfahrungen aus der Sterbebegleitung in die Gesellschaft zurück getragen werden und dadurch langfristig ein neues gesellschaftliches Verständnis im Umgang mit Sterben und Tod wachsen kann.

---

56 Drolshagen/Schneider 2001, S. 48.

57 Vgl. Gronemeyer 2008, S. 148 f.

## 1.3 Das Palliative Care-Konzept

Das Palliative Care-Konzept entwickelte sich parallel zur Hospizbewegung. Der Begriff wird oft mit „Palliativmedizin“ - oder „Palliativpflege“ - ins Deutsche übertragen, doch diese Übersetzungen greifen zu kurz, denn „Care“ hat eine umfassendere Bedeutung. „Care“ bedeutet Fürsorglichkeit und reicht somit weit über die medizinische Versorgung hinaus. „Palliative“ leitet sich aus dem Lateinischen ab: Das Wort „pallium“ (der Mantel) bzw. „palliare“ = „bedecken, ummänteln, schützen“ zeigt, worum es in der palliativen Versorgung geht, nämlich um eine lindernde, symptom-mindernde, bergend-umhüllende Versorgung, die den ganzen Menschen und sein soziales Umfeld im Blick hat.

Palliative Care setzt meist ein, wenn es keine kurativen Behandlungsmöglichkeiten mehr gibt. Ziel einer palliativen Behandlung ist nicht die Förderung von Heilung und Genesung, sondern die Erhaltung oder Verbesserung der Lebensqualität. Der Ansatz wurde ursprünglich für Menschen mit onkologischen Erkrankungen entwickelt. Der Bedarf an palliativer Behandlung wird inzwischen aber auch für Patienten mit anderen Krankheiten gesehen und eine Ausweitung seines Einsatzes diskutiert.[58]

Die Weltgesundheitsorganisation hat 2002 eine neue Definition von Palliative Care herausgegeben:

> „Palliative Care ist ein Ansatz zur Verbesserung der Lebensqualität von Patienten und Familien, die mit den Problemen konfrontiert sind, die mit einer lebensbedrohlichen Erkrankung einhergehen, und zwar durch Vorbeugen und Lindern von Leiden, durch frühzeitiges Erkennen, untadelige Einschätzung und Behandlung von Schmerzen sowie anderen belastenden Beschwerden, körperlicher, psychosozialer und spiritueller Art“ (WHO 2002).

Die Lebensqualität steht im Zentrum der Aufmerksamkeit. Was Lebensqualität bedeutet, können nur die Betroffenen selbst entscheiden. Sie ist subjektiv, individuell und wird bestimmt von den persönlichen Werten eines Menschen. Oft tragen Fähigkeiten und Beziehungen zum Gefühl von Lebensqualität bei. Die Patienten werden in ihrem sozialen Umfeld betrachtet mit Betonung auf dem ganzheitlichen Ansatz, der die körperliche, psychosoziale und spirituelle Dimension einschließt. Palliative Care bejaht das Leben und akzeptiert den Tod.

---

58 Vgl. Radzey 2006, S. 7.

In der Definition ist eine starke Entsprechung der Ziele zu denen der Hospizidee erkennbar. Die beiden Begriffe - Hospiz und Palliative Care - werden heute oft synonym verwendet[59]. Allerdings haben beide ihren je unterschiedlichen Schwerpunkt. Der liegt beim Hospizkonzept auf der psychosozialen Begleitung und dem Einsatz von geschulten Ehrenamtlichen, beim Palliative Care-Konzept auf Symptomlinderung und Professionalität. Auch sind beide Konzepte durch ihre unterschiedliche Entwicklung geprägt. Die Hospizbewegung war eine bürgerschaftliche Antwort auf die Medikalisierung des Sterbens, die gesellschaftliche Verdrängung des Todes und das „Abschieben" der Sterbenden in Institutionen. Sie war von jeher getragen von ehrenamtlichem Engagement. Die Palliativmedizin dagegen wurde von Seiten der Mediziner entwickelt und von den Ärzten als ihr Zuständigkeitsbereich gesehen, sie wollten das Sterben in ihren professionellen Händen behalten. So blieben auch die großen Verbände, die Deutsche Gesellschaft für Palliativmedizin (DGP) und der Deutsche Hospiz- und Palliativverband (DHPV) getrennt für sich. Das „teilweise und tendenzielle Gegeneinander und Aneinander-Vorbei ist international kaum verständlich"[60] und nur durch die historische Entwicklung nachvollziehbar. Allerdings bewegen sich die beiden Bereiche in den letzten Jahren auf einander zu und bemühen sich um Kooperation. So entstehen zunehmend hospizlich-palliative Netzwerke.[61] Heute wird unter „Palliative Care" oft die Verbindung von „weiblich getragener Hospizarbeit" und „männlich dominierter Palliativmedizin" verstanden[62].

## 1.4 Hospiz und Palliative Care in Deutschland heute

Die Hospizbewegung startete in Deutschland als „Bürgerinnenbewegung gegen die Medikalisierung und Hospitalisierung des Sterbens"[63] und ist mittlerweile mit gesetzlicher Regelfinanzierung und breiter gesellschaftlicher Anerkennung längst zu einem Teil der Gesundheitsversorgung geworden. Inhaltlich wird die Arbeit durch Qualitätsentwicklung und Curricula theoretisch fundiert, strukturell arbeiten die Bundes- und Landesarbeitsgemeinschaften der Hospize mit Trägern, Krankenkassen und Ministerien zusammen. Heute gibt es in Deutsch-

---

59 Vgl. Student/Mühlum/Student 2004, S. 32.

60 Rest 2006, S. 31.

61 Vgl. Rest 2006, S. 31.

62 Vgl. Gronemeyer 2008, S. 139.

63 Lilie 2004, S. 45.

land 1.084 ambulante Hospizdienste, 163 stationäre Hospize und 158 Palliativstationen[64].

Ulrich Lilie spricht von der „dritten Phase der Rezeption der Hospizidee“ in der es nun um die Integration des Sterbens in das hochtechnisierte System Krankenhaus, die Einrichtungen der stationären und ambulanten Altenhilfe und um die Standardisierung und Verbesserung der Sterbebegleitung in diesen Einrichtungen gehe[65].

Reimer Gronemeyer, Soziologe und Experte für Sterbeforschung, Hospizarbeit und Palliative Care, sieht die Gefahr, dass die Hospizbewegung sich von ihren Wurzeln entfremdet und eine Entwicklung nimmt, die sie nie gewollt hat. Er warnt die Hospizbewegung davor, sich einspannen zu lassen für die Ökonomisierung des letzten Lebensabschnitts, indem sie sich einfügt in das Gefüge bezahlter Dienstleistungen. Statt über Qualifikation und Professionalisierung ihren Platz zu behaupten, empfiehlt er ihr, sich auf ihre eigentlichen Stärken zurück zu besinnen und offensiv das als Beitrag zu bieten, was ihr ursprünglich zu eigen ist und was nicht gekauft und bezahlt werden kann, nämlich menschliche Wärme, Nähe und liebevoll-freundschaftliche Zuwendung.[66]

Dieser Argumentation schließt sich Sabine Pleschberger an und stellt der Forderung nach Professionalisierung der Sterbebegleitung die Forderung nach „Laiisierung“ gegenüber.[67]

## 1.5 Die „hospizliche Haltung“: Sterbende Menschen begleiten

In der Hospizbewegung wird von der „Begleitung“ sterbender Menschen gesprochen. In diesem Begriff drückt sich eine bestimmte Haltung aus, in der Menschen einander begegnen. Da sie Grundlage der bewussten, von Respekt und Achtsamkeit getragenen Beziehungsgestaltung ist, wird sie als „hospizliche Haltung“ bezeichnet. Laut BAG Hospiz ist dies eine Haltung,

> „die den sterbenden Menschen mit all seinen Bedürfnissen und Möglichkeiten über den Tod hinaus in seiner Würde radikal

---

64 Stand 2008, vgl. HPCV-Studie der Deutschen Hospizstiftung.

65 Vgl. Lilie 2004, S. 46.

66 Vgl. Gronemeyer 2008, 142 f.

67 Vgl. Pleschberger 2004, S. 173.

ernst nimmt und in seiner Selbstbestimmung respektiert und unterstützt,

die die ihm Nahestehenden als seine erste Bezugsgröße anerkennt und das soziale Umfeld stützt,

die im Respekt vor dem Anderssein des Gegenübers eigene Grenzen und Möglichkeiten anerkennt“[68].

Entsprechend gilt dies auch für Palliative Care. Von Derek Doyel, einem englischen Palliativmediziner stammt der Satz: „Palliative Care besteht zu 90% aus Haltung und nur zu 10% aus Wissen und Technik“. Expertenwissen und professionelle Handlungskompetenz sollen damit nicht in Abrede gestellt werden. Sie sind eine wichtige Voraussetzung, um palliativ behandeln und pflegen zu können. Wenn in diesem Zusammenhang aber immer wieder so großer Wert auf die Haltung gelegt wird, liegt die Betonung darauf, dass es um mehr geht als um einen „additiven Sozialtechnizismus“[69], mit dem Schmerzen und Bedürfnisse gehandhabt und verwaltet werden. Eine Kultur mitmenschlicher Solidarität und einfühlsamen Helfens bedarf einer Haltung, die im Begleitenden wurzelt, die er in sich ausbildet und mit der er sich als mitfühlende Person in die jeweilige Begegnung einbringt. Diese Haltung ist im Wort „Begleitung“ auf den Begriff gebracht.

Wie unterscheidet sich nun Begleitung von anderen Formen der Hilfe?

### 1.5.1 Hilfe, Beistand, Begleitung

In der Unterstützung sterbender Menschen können nach Franco Rest unterschieden werden:

- **Hilfe „zum Sterben“:** die Hilfe bezieht sich auf das Sterben selbst. Gemeint ist „Sterbehilfe“, die dem Sterbenden hilft, sein Leben zu beenden.
- **Hilfe „im Sterben“:** die Hilfe bezieht sich auf die Lebensphase, also den Zeitabschnitt des Sterbens. Man spricht auch von „Sterbenshilfe“. Damit sind insbesondere ärztlich-medizinische Hilfen gemeint, die im Sterben Linderung und Erleichterung verschaffen.
- **Hilfe „beim Sterben“** bzw. **für den Sterbenden**: hier ist der Sterbende selbst das Ziel der Bemühungen, nicht sein Tod oder die Lebenssituation, sondern er als Person. Dies wird als „Sterbebegleitung“ oder „Sterbebeistand“ bezeichnet.[70]

---

68 BAG Hospiz 2005.

69 Heller/Knipping 2007, S. 41.

70 Vgl. Rest 2006, S. 18.

Besonders wegen der sprachlichen Nähe der Begriffe zu einander ist eine saubere Trennung und Unterscheidung notwendig, beinhalten sie doch teilweise gegenteilige Handlungen. So sieht sich die Hospizbewegung mit der Sterbebegleitung geradezu als Gegenkonzept zur Sterbehilfe.

In der Betrachtung der Begriffe Hilfe, Beistand und Begleitung von ihrem Wortsinn her, erschließt sich die dahinter liegende Haltung. Hilfe beinhaltet stark aktive Momente: Unterstützung, Mitwirkung, Förderung. Zur Hilfe gehören Hilfsmittel und Hilfskräfte. Hilfe impliziert ein Gefälle zwischen Hilfeempfänger und Hilfegeber. Der Helfende ist dem Hilfeempfänger überlegen.

Beistand ist im Vergleich mit Begleitung der eher statische Begriff. Jemand steht hinter einem Menschen. Er steht zu ihm, tritt für ihn ein, vertritt ihn anwaltschaftlich, wenn dieser Mensch nicht mehr in ausreichendem Maße für sich selbst einstehen kann.

Im Begriff Begleiten ist das Moment der Bewegung enthalten. Zwar kommt dieses Wort vom Wortstamm „leiten" und erhält daher Anklänge an führen und lenken, weshalb Franco Rest vorschlägt, eher von „Geleit" zu sprechen. Doch ein Bild aus der Musik verweist auf die gemeinte Bedeutung des Wortsinnes: ein Sinfonieorchester begleitet das Soloinstrument. In seiner zahlen- und lautstärkemäßigen Übermacht hat es doch seine ganze Konzentration auf der feinen Stimme des Solisten, der den Ton angibt und auf den alles abgestimmt ist.[71] So verstandene Begleitung setzt voraus, dass der Sterbende es ist, der das Tempo des Prozesses „Sterben" bestimmt, der das Maß an Offenheit der Kommunikation vorgibt und der den Begleiter wählt[72].

Hilfe, Beistand und Begleitung sind unterschiedlichen Aspekte der Unterstützung sterbender Menschen. Sie zielen nicht auf Empowerment und Aktivierung, sondern bieten dem Menschen das Spezifische, das er benötigt, um sein „einmalig und einzigartig gestaltetes Leben"[73] fortzusetzen und zu seinem ihm entsprechenden Ende zu bringen.

### 1.5.2 Dialogische Haltung: Begegnung auf Augenhöhe

Die Unterscheidung von Helfen und Begleiten soll noch auf einen weiteren Aspekt der „hospizlichen Haltung" aufmerksam machen. Wie erwähnt beinhaltet Hilfe konstitutiv das Gefälle zwischen Hil-

---

71 Vgl. Rest 2006, S. 19.

72 Vgl. Kostrzewa 2009, S. 47.

73 Rest 2006, S. 13.

feempfänger und Helfendem. Zum Begleiten gehört eine Haltung, die den Sterbenden als Dialogpartner auf Augenhöhe sieht.

Sterben wird nicht als passives Geschehen betrachtet, das der Sterbende „lediglich" durchleidet, sondern als aktiv durchlebte Lebensphase, die der Sterbende, so weit es in seinen Möglichkeiten steht, nach seinen Wünschen und Bedürfnissen gestaltet. Er wird mit seinen Ressourcen, gesunden Anteilen und individuellen Möglichkeiten gesehen und unterstützt, diese zu nutzen. Wie jede krisenhafte Phase im Leben, enthält auch der Sterbeprozess Entwicklungspotenzial. „Sterben ist vielleicht der entscheidendste Entwicklungsprozess, der uns in unserem Leben abverlangt wird"[74]. Denn diese Entwicklung geht auf ein gänzlich ungewisses Ziel - den Tod - zu. Die Menschen greifen in dieser Situation auf Bewältigungsstrategien zurück, die sie in ihrem Leben früher entwickelt haben[75]. Wo Begleitende einen Sterbenden nicht nur in seiner augenblicklichen Hinfälligkeit und Bedürftigkeit sehen, sondern ihn vor dem Hintergrund seines gelebten Lebens sehen, treten sie mit ihm in eine respektvolle Beziehung, die eine ebenbürtige Begegnung von Mensch zu Mensch fördert.

> „Die Einfachheit, die Gelassenheit und die Gegenwart freundlicher Menschen – das ist wahrscheinlich das Wichtigste am Lebensende, eine Umgebung, die es erlaubt zu gehen"[76].

### 1.5.3 Konzept „Total Pain": Bedürfnisse Sterbender

Sterbende Menschen zu begleiten heißt, sie in ihren Bedürfnissen ernst zu nehmen und sich von ihnen leiten zu lassen. Dies setzt voraus, ihre Bedürfnisse wahrzunehmen. Worauf beziehen sich diese?

Die Bedürfnisse sterbender Menschen sind so vielfältig und individuell wie menschliche Bedürfnisse überhaupt, und es sind in mancher Hinsicht keine grundsätzlich anderen. In Befragungen konnte aber festgestellt werden, dass es bei Sterbenden bestimmte Bedürfnisse gibt, die immer wieder genannt werden und somit vorhersagbar sind. Sie lassen sich auf vier verschiedenen Dimensionen abbilden:

- **Soziale Bedürfnisse**: Der vordringlichste Wunsch, der geäußert wird, ist der, nicht allein gelassen zu werden im Sterben, sondern von den Menschen, die einem nahe stehen, umgeben zu sein. Oft ist dies verbunden mit dem Wunsch, zu Hause zu sterben.

---

74 Kostrzewa 2009, S. 10.

75 Vgl. Mennenmann 1998, S. 162.

76 Gronemeyer 2008, S. 128.

- **Körperliche Bedürfnisse**: Am zweithäufigsten wird der Wunsch geäußert, ohne Schmerzen, andere belastende Symptome, Entstellungen und ohne geistige Störungen zu sterben.
- **Psychische Bedürfnisse**: Menschen möchten Dinge zu Ende bringen, letzte Angelegenheiten regeln, Beziehungen klären, um schließlich loslassen zu können. Und sie wünschen sich auch, selbst losgelassen zu werden. Die Wichtigkeit dieser Klärungen zeigt sich immer dann, wenn Menschen nicht sterben können, bevor eine bestimmte Person gekommen ist, mit der noch etwas zu klären war.
- **Spirituelle Bedürfnisse**: Sie beziehen sich auf die Frage nach dem Sinn des eigenen Lebens und des Sterbens und auf die Frage nach dem, was danach kommt. Sterbende brauchen Menschen, bei denen sie alles in Frage stellen können, die dies aushalten, ohne Antworten zu geben oder sich zurück zu ziehen.[77]

Diese Kernbedürfnisse stehen im Mittelpunkt der hospizlichen Begleitung. Cicely Saunders beschrieb mit ihrem Konzept „Total Pain“ diese ganzheitliche Betrachtungsweise. Schmerz hat verschiedene Komponenten, die sich wechselseitig beeinflussen und die alle in der Begleitung berücksichtigt werden müssen, will man die Lebensqualität erhalten bzw. verbessern. Das Konzept „Total Pain“ kann als Herzstück von Hospiz und Palliative Care betrachtet werden.

---

77 Vgl. Student/Mühlum/Student 2004: 25 f.

# 2 Demenz

„Demenz" leitet sich aus dem Lateinischen ab und heißt so viel wie „ohne Geist" oder „der Geist ist weg". Weltweit sind ca. 30 Millionen Menschen von dieser Krankheit betroffen, in Deutschland sind es ca. eine Million Menschen, bis zum Jahr 2050 wird sich ihre Zahl mehr als verdoppeln[78]. Alter ist der größte Risikofaktor für Demenzerkrankungen. Von den 60-jährigen leidet jeder Hundertste daran, von den 80-jährigen etwa jeder Dritte[79]. Der größte Teil (75%) der Demenzerkrankten wird zu Hause von Angehörigen gepflegt. In Altenpflegeeinrichtungen leiden ca. 70 % der Bewohner an einer Demenz.[80]

## 2.1 Krankheitsbild

„Die" Demenz als Krankheit gibt es eigentlich nicht. Demenz ist ein Oberbegriff, der mehr als 50 Krankheitsbilder zusammenfasst. Diese entwickeln sich von Person zu Person recht unterschiedlich, was die Diagnose und die Verlaufsprognose schwierig macht. Man unterscheidet primäre von sekundären Demenzen. Primäre Demenzen, wie die Alzheimer-Demenz oder die vaskulären Demenzen entstehen durch einen fortschreitenden irreversiblen Krankheitsprozess im Gehirn. Bei den sekundären Demenzen liegt eine andere Krankheit ursächlich zu Grunde. Wird diese erfolgreich behandelt, so verschwinden auch die demenziellen Symptome. Die Alzheimer-Demenz ist eine der häufigsten Demenzerkrankungen. Sie tritt meist ab dem 70. Lebensjahr auf, kann aber auch schon früher beginnen. Mit dem Alter steigt die Häufigkeit der Erkrankung, sodass hohes Alter den Hauptrisikofaktor darstellt.

### 2.1.1 Krankheitsverlauf

Bei Demenzen kommt es durch hirnorganische Faktoren zur allmählichen Verschlechterung der kognitiven, affektiven, motivationalen und motorischen Fähigkeiten. Bei Demenzen vom Alzheimer-Typ finden sich im gesamten Kortex Ablagerungen von so genannten „senilen Plaques" und eine allgemeine Atrophie des Gehirns. Vaskuläre De-

---

78 Statistisches Bundesamt 2003.

79 Deutsche Alzheimer Gesellschaft 2009b, S. 4.

80 Kostrzewa 2008, S. 18.

menzen entstehen durch arteriosklerotische Prozesse oder durch Schlaganfälle.

Im Laufe der demenziellen Erkrankung gehen nach und nach Fähigkeiten verloren, wie die Fähigkeit zu sprechen (Aphasie), Gegenstände zu erkennen (Agnosie) oder motorische Aktivitäten auszuführen (Apraxie). Psychische Symptome wie Wahn oder depressive Verstimmungen können zusätzlich auftreten. Mit zunehmender Krankheit werden immer mehr Lebensbereiche betroffen. Die Menschen ziehen sich zurück, werden apathisch und schließlich bettlägerig.[81]

Demenzen werden von der Weltgesundheitsorganisation (WHO) nach Schweregraden eingeteilt. Bei leichter Demenz im Frühstadium der Erkrankung sind die Veränderungen so subtil, dass sie von der Umwelt häufig nicht bemerkt werden. Verminderte Merkfähigkeit oder Wortfindungsstörungen lassen sich durch Alltagsroutinen und Merkhilfen - wie Kalender oder Zettel - sowie durch Gesprächsfloskeln überspielen. Nach außen hin können die Erkrankten mit Hilfe ihre eigenen Strategien ihre Schwächen eine Zeit lang kompensieren. In diesem Stadium beginnt der Gedächtnisverlust, ein Hauptkennzeichen der Demenzerkrankungen. Hinzu kommt die nachlassende Fähigkeit, komplexere Aufgaben, insbesondere solche, die Abstraktionsvermögen und Urteilsfähigkeit voraussetzen, zu lösen. Alle Beeinträchtigungen zeigen sich in fremder Umgebung stärker als in vertrauter.

Im mittleren Stadium der Demenz führt der zunehmende Gedächtnisverlust dazu, dass die Person an alltägliche Verrichtungen wie waschen, anziehen und essen erinnert werden muss. Motorische Koordinationsprobleme erschweren das eigenständige Durchführen dieser Tätigkeiten. Oft ist die örtliche und zeitliche Orientierung gestört, die verbale Kommunikation wird schwieriger, es entwickeln sich Sprechstörungen. In diesem Stadium treten oft Ruhelosigkeit und anhaltendes Wandern auf. Kognitive Fähigkeiten wie Konzentrations- und Denkvermögen, Aufmerksamkeitsspanne und Urteilskraft lassen deutlich nach. Das Erlernen neuer Dinge ist kaum noch möglich. Nahestehende Menschen werden zwar noch erkannt, ihre Namen oft aber nicht mehr erinnert.

Im fortgeschrittenen Stadium, der schweren Demenz, brauchen die Erkrankten kontinuierliche Betreuung. Einfach Handlungen, wie Kämmen können unter Anleitung noch ausgeführt werden. Verbale Ansprache genügt in diesem Stadium nicht mehr, da das Sprachverständnis immer weiter abnimmt. Die Erkrankten sind zunehmend auf

---

81 Vgl. Hautzinger/Thies 2008, S. 163f.

emotionale und körperliche Unterstützung angewiesen und brauchen Hilfestellung bei allen persönlichen Aktivitäten. In diesem Stadium ist die Desorientierung konstant.

Im finalen Stadium ist die demenzerkrankte Person schließlich bettlägerig und vollständig auf Hilfe angewiesen. Bewegen, sprechen und schlucken ist ihr nicht mehr möglich.

Die Symptome variieren von Person zu Person sehr. Die Einteilung in Krankheitsstadien bzw. -schweregrade wird kritisch diskutiert, birgt sie doch die Gefahr, Defizite vorschnell als „stadiengemäß“ zu akzeptieren und den Erhalt der Fähigkeiten nicht weiter zu fördern.[82]

### 2.1.2 Diagnostik und Behandlung

Die primären Demenzen sind bis heute nicht heilbar. Dennoch wird eine gründliche Diagnostik aus verschiedenen Gründen empfohlen:

1. gibt die Diagnose medizinische Erklärungen für das veränderte Verhalten des Erkrankten und verschafft Klarheit.
2. können den Symptomen unterschiedliche Ursachen zugrunde liegen, von denen manche behandelbar sind.
3. richtet sich die Behandlung nach der Art der Demenzerkrankung und
4. können die Betroffenen und ihre Angehörigen sich mit der erwartbaren Zukunft auseinandersetzen und frühzeitig notwendige Entscheidungen treffen.[83]

Für die Diagnose von Demenzerkrankungen stehen heute die so genannten Memory-Kliniken zur Verfügung. Neben ausführlicher Anamnese und körperlicher Untersuchung werden neurologische Untersuchungen, Laborwerte, kognitive und psychomotorische Tests eingesetzt, um den Verdacht einer Demenz zu erhärten und andere Erkrankungen auszuschließen. Zur Behandlung von Demenzerkrankungen stehen medikamentöse und nicht-medikamentöse Therapien zur Verfügung. Heilbar sind Demenzen dadurch nicht, es lässt sich aber eine Linderung der Symptome und eine Verzögerung des Verlaufs erzielen.[84]

---

82 Vgl. Sifton 2008, S. 132 ff.

83 Vgl. Deutsche Alzheimer Gesellschaft 2009b, S. 11.

84 Vgl. Sifton 2009, S. 128 f.

### 2.1.3 Malignität

Die Malignität von Demenzerkrankungen wird unterschiedlich eingeschätzt. Einige Autoren halten Demenz für eine bösartige Krankheit, die zum Tode führt[85]. Das Todesrisiko steigt in Folge einer demenziellen Erkrankung erheblich an, die durchschnittliche Lebenserwartung nach Diagnosestellung beträgt etwa 3,3 Jahre. Die altersspezifische Sterberate ist bei Demenzkranken um das Zwei- bis Fünffache erhöht.

Demenz kann demnach als eine dem Krebs vergleichbare terminale Krankheit gesehen werden. Marina Kojer bemängelt, dass Demenz noch immer viel zu selten als terminale Krankheit erkannt wird, weil dies verhindert, dass die Betroffenen eine entsprechende palliative Versorgung erhalten[86]. Dass Demenz nicht als maligne Krankheit betrachtet wird, mag damit zusammen hängen, dass die häufigste Todesursache bei Demenzkranken, die Pneumonie, nicht in einen Zusammenhang mit der Demenz gebracht wird. Die Demenz findet oft keine Erwähnung auf dem Totenschein, was zeigt, dass sie nicht als direkte Todesursache gesehen wird. Die häufigsten Todesursachen bei dementen Menschen sind - neben Herz-Kreislauferkrankungen - Infektionen der Atem- und Harnwege. Diese treten als Folge der verminderten Mobilität, einer geschwächten Immunabwehr und durch Aspiration von Nahrung (bedingt durch die nachlassende Fähigkeit zu schlucken) auf.[87]

Obwohl das Krankheitsbild der Demenz eigentlich alle Voraussetzungen für eine Begleitung der letzten Lebensphase in einem stationären Hospiz erfüllt, da es sich um eine unheilbare Krankheit mit progredientem Verlauf handelt, zählt sie gemäß der Rahmenvereinbarung nach § 39a Satz 4 SGB V nicht zu den Indikationen, die zur Aufnahme in ein stationäres Hospiz berechtigen.[88] Allerdings sterben nicht alle Dementen an ihrer Demenz oder einer Folgeerkrankung. Häufig liegt eine multimorbide Krankheitssituation vor und nicht selten entwickelt sich eine Demenz erst, wenn schon andere Krankheiten vorhanden sind. So fällt die Sterbephase auch nicht zwangsläufig in das Endstadium der Demenzerkrankung.[89]

---

85 Vgl. Radzey 2006, S. 6.

86 Vgl. Kojer 2010, S. 310.

87 Vgl. Perrar 2006, S. 21.

88 Vgl. Buchmann 2007 S. 35 und Gronemeyer/Fink/Jurk 2008, S. 3. Anmerkung: Gronemeyer beklagt, dass „Substandards“ bei der Versorgung Demenzkrankter gelten (vgl. Gronemeyer 2008, S. 40)

89 Vgl. Alzheimer Europe 2009a, S. 17.

## 2.2 Theoretische Erklärungsansätze demenziellen Verhaltens

Trotz aller Schwierigkeiten, denen die Forschung im Bereich Demenzerkrankungen gegenüber steht[90], wurden in den letzten Jahren einige theoretische Erklärungsansätze zu demenziellem Verhalten entwickelt, aus denen sich Konzepte zur Begleitung ableiten lassen.[91]

### 2.2.1 Theorie pathophysiologischer Veränderungen

Nach dieser Theorie werden krankheitsbedingte Veränderungen, die im Zusammenhang mit demenziellen Erkrankungen stehen, für das Verhalten der Erkrankten verantwortlich gemacht und so ein Ursache-Wirkungs-Zusammenhang zwischen hirnpathologischen Veränderungen und krankheitsspezifischen Verhaltensweisen des Erkrankten gesehen. Danach hat jedes demenzspezifische Verhalten (z.B. Fehlwahrnehmung oder Wahn) eine krankhafte Entsprechung im Gehirn.[92]

### 2.2.2 Umweltbezogene Modelle

Sie gehen davon aus, dass die Toleranzschwelle gegenüber umweltbezogenen Stressoren bei Menschen mit Demenz stark herabgesetzt ist. Demenzkranke reagieren besonders auf akustische Reizüberflutung sensibel, weil sie zum einen Geräusche aufgrund ihrer kognitiven Einschränkungen nicht interpretieren können, und weil ihnen zum anderen die Filterfunktion fehlt, mit der das Gehirn normalerweise irrelevante Sinneseindrücke ausblendet oder in den Hintergrund treten lässt. In Versuchen wurde herausgefunden, dass Menschen mit Alzheimer-Erkrankung überflüssige Gehirnaktivitäten nicht abschalten können. Anders als bei nicht-dementen Versuchspersonen feuerten die Nervenzentren des Hörzentrums ungedrosselt. Je schwerer die Demenz, desto höher blieb die Aktivierung des Hörzentrums.[93]

### 2.2.3 Modell der unerfüllten Bedürfnisse

Dieses Modell nimmt die vorherigen Erklärungsansätze in sich auf, vollzieht aber zusätzlich einen grundlegenden Perspektivwechsel, indem es Verhalten als bedeutsamen Ausdruck unerfüllter Bedürfnisse

---

90 Siehe Ausführungen in Kapitel 4.1 dieser Arbeit.

91 Vgl. Kovach 2007, S. 33.

92 Vgl. Lind 2008, S. 22.

93 Vgl. Bäuerle 2007, S. 17.

interpretiert. Zeigt ein Demenzerkrankter beispielsweise ein „Verweigerungsverhalten", indem er nicht baden will oder sich einer bestimmten Aufforderung widersetzt, so tut er dies möglicherweise, weil ihm die Aktion – z.B. auf Grund einer Arthrose - Schmerzen bereitet. Eine Person, die schreit, äußert damit möglicherweise Stress, der entsteht, weil sie durch umweltbedingte Reize überfordert ist.[94]

### 2.2.4 Theorie der Retrogenesis

Im theoretischen Konzept der Retrogenesis werden die schweren Demenzstadien den Entwicklungsstadien von zwei- bis fünfjährigen Kindern zugeordnet und die Bedürfnisse entsprechend übertragen. Auch schwer demenzerkrankte Menschen sind (wie Kinder) in ihrem Überleben auf Bezugspersonen angewiesen. Sie brauchen ständige Begleitung, Unterstützung, Liebe, Wertschätzung und Stimulation. Auch das Konzept der Bindung kann auf Menschen mit Demenz übertragen werden. Bindung ermöglicht Selbstentfaltung, Schutz und Entspannung, fördert die Umweltaneignung und trägt zur seelischen Gesundheit bei. Bindungsaspekte, die in der Begleitung demenzkranker Menschen eingesetzt werden können sind, z.B. Blickkontakt, Hautkontakt, Stimme, Geruch und Geschmack. Das Konzept der Basalen Stimulation enthält diese Elemente. Diesem Modell folgend sind Bindung und Zuwendung unverzichtbar in der Betreuung von Menschen in weit fortgeschrittenen Stadien einer Demenz.[95]

### 2.2.5 Phänomenologischer Zugang zum Erleben Demenzkranker

Neben den theoretischen Zugängen zum Verständnis demenziellen Verhaltens gibt es Versuche, auf andere Weise Zugänge zum Erleben Demenzkranker herzustellen. Sie sollen ermöglichen, sich in das Erleben demenziell Erkrankter hineinzuversetzen und ihr Verhalten nachzuvollziehen. Nach Tom Kitwood gibt es verschiedene Wege, sich der subjektiven Erlebenswelt Demenzkranker zu nähern. Dies sind z.B. Berichte von Demenzkranken selbst, die diese in den Anfangsstadien ihrer Erkrankung geschrieben haben, Aussagen aus Interviews oder Gruppenarbeiten mit Demenzkranken. Ein weiterer Weg ist die Beobachtung und Interpretation von Handlungen, hinter denen eine Intention oder ein Antrieb vermutet werden kann. Auch Berichte von Menschen, die Erkrankungen mit demenzähnlichen Symptomen erlebt

---

94 Vgl. Kovach 2007, S. 34.

95 Vgl. Rutenkröger/Kuhn 2008, S. 9 f.

haben, wie z.B. Meningitis, können einen Zugang schaffen. Künstlerische Darstellungen und Rollenspiele sind weitere Möglichkeiten.

Die phänomenologische Betrachtung ermöglicht, aus eigenen Erfahrungen heraus ein tieferes, erlebbar gefühltes Verständnis zu entwikkeln, das über die intellektuelle Auseinandersetzung mit der Krankheit hinausgeht.

Demenzerkrankungen führen bei den Betroffenen zu Einschränkungen in der Merkfähigkeit, in der Orientierung und in der Konzentration, was zu großer Verunsicherung führt. Sie können sich auf die Welt wie sie war nicht mehr verlassen. Auch bei Gesunden führen Situationen, in denen das bisher angeeignete Repertoir an Wissensbeständen nicht mehr ausreicht, zu Verunsicherung und Angst. Solche Situationen sind zwar nicht mit demenziellem Erleben gleichzusetzen, sie können aber eine Ahnung davon geben, dass es auch im eigenen Leben zu Ereignissen kommen kann, die verstören oder orientierungslos werden lassen. Dieser Zugang kann ermöglichen, die emotionalen Konsequenzen, die daraus folgen, nachzuempfinden. Erreicht wird dies durch Gedankeexperimente[96], Imaginationen oder Erinnerungen an Kindheitserlebnisse. Auf diese Weise können Verhaltens- und Erlebensweisen wie unruhiges Umherlaufen, Angst, ständiges Fragen oder lautes Rufen, aggressives Verhalten, anhängliches Nachlaufen oder sozialer Rückzug nachvollziehbar werden. So wird das Verhalten des Demenzkranken nicht

---

96 Zur Veranschaulichung ein Beispiel: „Stellen Sie sich vor... nach einem anstrengenden Arbeitstag, es ist nachmittags im Herbst, legen Sie sich für einen Augenblick auf Ihre Couch. In den letzten Nächten haben Sie schlecht und unruhig geschlafen. Der fehlende Schlaf lässt sich immer seltener leugnen. Auch setzt Ihnen das hohe Arbeitsaufkommen im Betrieb immer mehr zu. Nun gönnen Sie sich eine Viertelstunde Ruhe. Etwas „Augenpflege“. Sie schließen die Augen, Ihr Atem wird ruhiger, Augenblicke und Gedankenfetzen des Tages huschen unzusammenhängend durch Ihr Halbbewusstsein. Dann passiert das, was Sie nicht geplant haben, Sie schlafen fest ein, tief und fest. Nach unbestimmter Zeit schrecken Sie auf. Es ist stockfinster. Kein Laut, der Ihnen behilflich ist, sich zu orientieren. Sie merken, dass die Unterlage, auf der Sie liegen, nicht Ihr Bett ist. Panik beschleicht Sie, weil Sie nicht wissen, ob Sie nur wenige Stunden, oder gar die ganze Nacht verschlafen haben. Haben Sie wichtige Termine verpasst? Was ist in der Zwischenzeit passiert? Was ist das Letzte, an das Sie sich erinnern können? Mühsam verschaffen Sie sich Orientierung. Sie tasten die Unterlage ab, Sie versuchen, sich im Dunkeln zurechtzufinden, Sie erblicken vielleicht die Kontrolllampe eines Elektrogerätes, das Ihnen vertraut erscheint. Sie tasten sich zum Lichtschalter und peu à peu finden Sie Ihre Orientierung wieder...“ (Kostrzewa 2008 a, S. 38).

vorschnell als Krankheitssymptom gewertet, sondern als Verhaltensmöglichkeit, die dem Demenzkranken noch zur Verfügung steht.[97]

## 2.3 Ansätze der Betreuung an Demenz erkrankter Menschen

Aus den Theorien zu demenziellem Verhalten folgen Ansätze zur Betreuung Demenzerkrankter. Die folgende Auswahl orientiert sich an der Relevanz für die spezifische Zielgruppe der Demenzerkrankten in der letzten Lebensphase. So bleiben Konzepte, die auf Training und dem möglichst langen Erhalt von Alltagsfähigkeiten beruhen - wie Realitätsorientierung und Gedächtnistraining - unberücksichtigt, da sie in der Endphase der Erkrankung nicht mehr eingesetzt werden.

### 2.3.1 Milieutherapeutischer Ansatz

Bei Demenzkranken in der letzten Lebensphase geht es nicht mehr um die Förderung des Erhalts von Fähigkeiten. Marina Kojer weist darauf hin, dass Demenzkranke keine Möglichkeit haben, sich der Umgebung anzupassen und dass die Umgebung deshalb auf ihre Bedürfnisse hin ausgerichtet sein soll. Mit dem milieutherapeutischen Ansatz versuchen Altenpflegeeinrichtungen die Nachteile eines institutionellen Settings zu minimieren und negative Institutionalisierungseffekte zu vermeiden. Bei der Etablierung eines so genannten dementengerechten Milieus werden daher folgende Ziele in den Blick genommen: Der Wohnbereich soll so gestaltet sein, dass er Sicherheit und Geborgenheit ausstrahlt, die Orientierung unterstützt, soziale Interaktion aber auch Privatheit und Rückzug ermöglicht, stimulierend wirkt und an veränderte Erfordernisse angepasst werden kann. Dadurch sollen krankheitstypische Einschränkungen kompensiert werden und begleitende psychische Symptome wie Angst oder Depressivität gelindert werden. Die Maßnahmen sollen helfen, Orientierung und Sicherheit zu gewähren und Sinn, Bestätigung und ein größtmögliches Erleben von Autonomie bei gleichzeitigem Schutz vor Überforderung ermöglichen.

Beim milieutherapeutischen Ansatz wird dies nicht durch einzelne Maßnahmen, wie z.B. bauliche Veränderungen erzielt, sondern durch das Zusammenwirken aller Umgebungskomponenten, die den Pflegealltag beeinflussen. Dazu gehören neben der Raumgestaltung das psychosoziale Milieu genauso wie der Umgangsstil und das Pflegeverständnis bis hin zur Organisationsstruktur. Die Parallele zum Ansatz

97 Vgl. Kostrzewa 2008a, S. 36 ff.

von Palliative Care wird deutlich im Zusammenwirken der unterschiedlichen Maßnahmen, die alle auf den Erhalt von möglichst hoher Lebensqualität der Betroffenen abzielen.[98]

### 2.3.2 Ansatz der Personzentrierten Pflege

Die Personzentrierte Pflege nach Tom Kitwood beschreibt eine Grundorientierung als Basis für den Kontakt mit Demenzerkrankten, die die Person in den Mittelpunkt stellt. Kitwood geht davon aus, dass bei einer Demenzerkrankung das Personsein erhalten bleibt. Der Mensch wird demnach nicht über seine Rolle als Patient definiert. Der Erhalt der Persönlichkeit ist diesem Ansatz zufolge das Wichtigste. Nicht die Defizite werden betont sondern der Mensch an sich wird in seiner momentanen Lebenssituation, mit seinen Ressourcen, Kompetenzen und auch mit seinen Problemlagen gesehen. Kitwood betont, dass Menschen nur verstanden werden können, wenn sie im Kontext ihrer Biographie und ihrer sozialen Bezüge gesehen werden.[99]

Günstige Voraussetzungen für die Pflegesituation im Sinne des Personzentrierten Ansatzes sind innere Ruhe, Flexibilität und Belastbarkeit der Pflegenden sowie Empathie und Ungezwungenheit in der Kontaktaufnahme. Kitwood zählt folgende Bedürfnisse als die wichtigsten demenziell Erkrankter auf: Liebe und Bindung, Trost, Identität, Beschäftigung und Einbeziehung in das soziale Leben. Über die Erfüllung dieser Bedürfnisse ist es möglich Zugang zum Demenzerkrankten und seiner Erlebenswelt zu bekommen. Dazu gehören die Akzeptanz und Wertschätzung des Menschen, so wie er ist. Dem Demenzkranken wird Nähe gewährt, Gefühlsausdruck zugestanden und sinnvolle Beschäftigung ermöglicht. Humor, eine sichere, vertraute und fördernde Umgebung, Genuss und Entspannung sind weitere Kontaktmöglichkeiten.

Der personzentrierte Ansatz zeigt eine Haltung, die der akzeptierenden, wertschätzenden Grundhaltung, wie sie Carl Rogers in seiner Personzentrierten Psychotherapie beschrieben hat, entspricht. Zentrales Anliegen ist für Kitwood, die Würde des Erkrankten zu erhalten, was sich in der Beziehung zwischen Pflegenden und Erkrankten zeigen muss. Dazu entwickelte er das Instrument des Dementia Care Mapping (DCM)[100].

---

98 Kostrzewa 2008, S. 27 ff.

99 Vgl. Baer 2007, S. 39.

100 Eine Beschreibung des DCM findet sich in Kapitel 4.5.

### 2.3.3 Validation

Das Konzept der Validation (von lat. valere = für gültig erklären) wurde ursprünglich von Naomi Feil, einer amerikanischen Sozialarbeiterin und Altersforscherin entwickelt, um die verbale Kommunikation mit Demenzerkrankten zu verbessern. Ihre zu Grunde liegende Theorie vom hohen Alter und den Zusammenhängen von Desorientierung mit unverarbeiteten Lebenskrisen, mit dem sie sich am Modell der Identitätsentwicklung nach Erik Erikson orientiert, wird heute nicht mehr als Voraussetzung für Validation gesehen. Weiterentwicklungen des Ansatzes, wie die Integrative Validation nach Nicole Richards, kommen ohne diesen gedanklichen Hintergrund aus.

Validation zielt nicht auf die inhaltliche Verständigung mit dem Demenzkranken. Sie ist eine Art der Kommunikation, mit der eine Basis des Vertrauens und der Sicherheit geschaffen wird. Grundlage der Validation ist die Bestätigung der Gefühlswelt des Gegenübers. Ihr wird vollkommene Gültigkeit zugesprochen und Respekt entgegen gebracht. Damit ist Validation nicht eine Gesprächstechnik, sondern viel mehr eine Haltung. Sie entspricht, wie die Personzentrierten Pflege nach Kitwood, der von Carl Rogers beschriebenen Grundhaltung der Personzentrierten Gesprächsführung. Das Verbalisieren emotionaler Erlebnisinhalte, das dort als Element der Unterstützung zur Selbsthilfe betrachtet wird, kommt hier ebenfalls zum Tragen. In der Validation wird ausschließlich auf den gefühlsmäßigen Inhalt der Aussagen bzw. den emotionalen Beiklang oder Hintergrund der Äußerung eingegangen. Auf diese Weise gewinnt der demente Mensch Vertrauen, wird ruhiger und benötigt unter Umständen sogar weniger Medikamente.[101]

### 2.3.4 Basale Stimulation

Das Konzept der Basalen Stimulation wurde 1975 von Andreas Fröhlich, einem Sonderpädagogen in Landstuhl entwickelt. Sein Ziel war die Förderung geistig und körperlich behinderter Kinder. Das Konzept beruht auf der Annahme, dass auch schwerst wahrnehmungsgestörte Menschen etwas wahrnehmen können, und dass sie gezielte und systematische Informationen über sich und die Umwelt brauchen. Die Stimulationen, die man ihnen gibt, sollten klar und eindeutig sein und an Bekanntes anknüpfen. Damit kompensiert die Basale Stimulation den Mangel an Eigenerfahrung, Eigenbewegung und eigener Ausein-

---

101 Vgl. Kostrzewa 2009, S. 42.

andersetzung mit der Umwelt.[102] Mit großem Gewinn wird Basale Stimulation auch bei der Pflege von Demenzerkrankten angewendet.

Bei Basler Stimulation geht es nicht so sehr um konkrete Pflegemaßnahmen, sondern (wie schon bei der Validation beschrieben) um die innere Haltung, die die Pflegenden den Demenzerkrankten entgegenbringen. Basale Stimulation nutzt Berührung zur Herstellung von Kommunikation. Durch Berührung wird Nähe gewährt, Informationen übermittelt und eine vertrauensvolle Beziehung aufgebaut.

> „Basale Stimulation bei Sterbenden hat nicht die Funktion der Vitalisierung und Reaktivierung des Sterbenden, sondern der Vertrauensbildung, der Unterstützung des Gefühls der Sicherheit und Begleitung“[103].

Basale Stimulation kann als ein Baustein von Palliative Care betrachtet werden. Für den Kontakt mit Demenzkranken stellt sie ein hilfreiches Konzept dar:

- Basale Stimulation spricht nicht den Intellekt an, sondern die direkte Wahrnehmung und das Gefühl.
- Sie ist ein unmittelbares Geschehen, das im Augenblick erlebt wird.
- Die Stimulationen sind eindeutig, sie bedürfen keiner Interpretation. Vertrautes, Gewohntes kann verwendet werden (z. B. vertraute Berührungen). Das schafft Vertrauen.
- Durch regelmäßige Wiederholungen können Rituale geschaffen werden, die Sicherheit geben.
- Basale Stimulation stellt Kontakt auf einer Ebene her, auf der der Demenzerkrankte antworten kann.
- Basale Stimulation kann schnell erlernt werden und so auch Angehörigen als Hilfsmittel an die Hand gegeben werden.
- Ängste und Schmerzen können durch Basale Stimulation reduziert werden.
- Die Begleiter schulen ihre Wahrnehmung für nonverbale Zeichen der Demenzerkrankten.

Basale Stimulation geht von dem Grundsatz aus, das zu erhalten, was der Betroffene kennt und dieses Vertraute beizubehalten. Für die Begleitung sterbender Demenzerkrankter ist gerade dies von zentraler Bedeutung. Um diesem Anspruch genügen zu können, ist es hilfreich, biographische Informationen über den Demenzkranken zu haben.

---

102 Vgl. Kostrzewa 2009, S. 85.

103 Kostrzewa 2009, S. 42.

### 2.3.5 Biographiearbeit

Biographiearbeit ist heute eine gängige Methode in der Altenpflege. Um Menschen zu verstehen und sich in sie einfühlen zu können, werden sie in ihrem Lebensganzen, in ihrem biographischen Gewordensein betrachtet. Menschliche Identität ist eng verwoben mit der Biographie. Je älter ein Mensch ist, desto mehr bestimmt sich seine Identität aus dem, was er erlebt hat und dadurch, wie er sich zu seinem Leben in Beziehung setzt. Ein wichtiges Instrument zur Erhebung der Biographie ist in Einrichtungen der stationären Altenpflege der Biographiebogen. Wenn es möglich ist, füllen die Bewohner selbst einen solchen Bogen aus, in dem die Biographie von der Kindheit und Jugend, über die verschiedenen Stadien des Erwachsenenlebens bis zur aktuellen Situation abgefragt wird. Inhalte sind z.B. Namen wichtiger Menschen, Wohnorte, bedeutende Lebensereignisse, Hobbies, Beschäftigungen, Vorlieben, Kontakte usw.

Bei Demenzkranken kann das Wissen um die Biographie helfen, Reaktionen zu verstehen und sich in seine Bedürfnisse einzufühlen. Zugänge zum Demenzkranken, Ideen für Kontaktmöglichkeiten, die Deutung von Gesten und Handlungen können erleichtert werden, wenn Wissen vorhanden ist über frühere Lebensstationen, die Gegenden, in denen der Mensch gelebt hat, seinen Beruf und seine familiäre Situation. Dazu gehört auch das Einbeziehen kollektiv erlebter Ereignisse wie Krieg, Gefangenschaft, Flucht, Vertreibung usw.

Bei der Erhebung der Biographie spielen die Angehörigen eine wichtige Rolle. Oft sind sie der einzige Zugang dazu, wenn die Demenzkranken erst in einem Stadium in die Einrichtung kommen, in dem sie selbst keine Auskünfte mehr erteilen können. Für die Begleitung sterbender Demenzerkrankter mit Hilfe der Basalen Stimulation sind einige Informationen aus der Biographiearbeit besonders wichtig:

- Welche Berührungen mag der Sterbende – und wo?
- Welche Lage mag er besonders gern, welche ist ihm eher unangenehm?
- Welche Musik, Geräusche, Gerüche, Düfte und Geschmacksrichtungen mag er?
- Welche lehnt er ab?
- Was tastet er gern, was sieht er gern an?
- Welches sind seine bevorzugten Sinne?[104]

---

104 Vgl. Kostrzewa 2009, S. 90

Stehen diese Informationen zur Verfügung, so können die Pflegenden gezielt darauf eingehen, was den Kontakt zu den sterbenden Dementen auf eine vertrauensvolle Basis stellen und vertiefen kann.

Ein weiterer Aspekt, für den die Arbeit mit der Biographie hilfreich sein kann, ist die Frage nach Entscheidungen, die das Lebensende betreffen. Je mehr die Einstellungen, Werte und Wünsche diesbezüglich bekannt sind, desto besser kann darauf eingegangen werden. Es muss nicht unbedingt eine Patientenverfügung sein, die die Entscheidungen detailliert im Vorhinein festlegt. Schon allein das Sammeln und Notieren von Äußerungen und Wünschen, die sich auf das Lebensende beziehen, können Hinweise und Entscheidungssicherheit im Sinne des Betroffenen geben. Zudem können Biographiebögen Familien zu Gesprächen anregen, die ohne diese nicht stattfinden würden.

### 2.3.6 Mäeutisches Konzept

Der Begriff Mäeutik kommt aus dem Altgriechischen und bedeutet „Hebammenkunst" oder Geburtshilfe. Im übertragenen Sinne wird er für Gespräche verwendet, die Menschen das bewusst machen, was sie innerlich schon wissen. So wird dieses Wissen der Reflexion zugänglich. Das Mäeutische Konzept wurde von Cora van der Koij, Krankenschwester, Historikerin und Dozentin als erlebensorientiertes Konzept für Pflegende Demenzkranker entwickelt. Der intuitive Erkenntnisgewinn ist insbesondere für diese Berufsgruppe eine wesentliche Alltagskompetenz, die in diesem Konzept eine hohe Wertschätzung erfährt. Die Pflegenden handeln in vielen Situationen „aus dem Bauch heraus". Sie lassen sich in ihren Entscheidungen von ihren Gefühlen leiten.[105] Die Mäeutik bietet eine Möglichkeit, dieses intuitive Wissen bewusst zu machen, zu versprachlichen und zu kommunizieren. Die Gespräche helfen, das intuitive Wissen methodisch und bewusst umzusetzen. Durch das Kommunizieren im Team mit allen an der Betreuung beteiligten wird den Pflegenden ermöglicht, eigene Anteile, die die Kontaktgestaltung beeinflussen, wie z.B. die subjektive Stimmung, aktuelle Unpässlichkeiten oder eigene Bedürfnisse, zu erkennen und so die Verantwortung dafür zu übernehmen. Akzeptanz und Wertschätzung prägen auch in diesem Konzept die zugrunde liegende Hal-

---

105 Anmerkung: Dass es möglich ist, sich in andere Menschen intuitiv einzufühlen, belegt inzwischen auch die Hirnforschung. Mit der Entdeckung der Spiegelneurone ist nun auch wissenschaftlich belegt, was Menschen, die andere versorgen, pflegen oder begleiten aus Erfahrung kennen. (Vgl. Bauer 2006)

tung.[106] Die Mäeutik geht davon aus, dass sich die Erlebenswelt der Patienten grundsätzlich von der der Pflegenden unterscheidet und sie betont diese Unterschiede, um das Bemühen um eine gemeinsame Sprache herauszufordern und zu befördern.[107]

### 2.3.7 Prä-Therapie

Die Prä-Therapie wurde von Garry Prouty für die Arbeit mit schwer „kontaktgestörten" Menschen entwickelt, die nicht von vornherein ein Beziehungsangebot des Therapeuten wahrnehmen können. Eine explorative Studie, die nach den Prinzipien der qualitativen Evaluationsforschung durchgeführt wurde, belegt die Wirksamkeit dieses Ansatzes mit schwer an Demenz erkrankten Personen.[108] In diesem Ansatz wird das Erleben des Patienten durch verbale und nonverbale „Kontaktreflexionen" gespiegelt, wodurch der Patient mit seinem eigenen Erleben in Kontakt kommen kann. Die Bezeichnung „Therapie" klingt etwas irreführend, geht es doch nicht um das Erreichen funktionaler Zwecke oder therapeutische Ziele, sondern um Wohlbefinden und Lebensqualität des Patienten. Ziel der Prä-Therapie ist, eine Brücke zu bauen zur Erlebenswelt von Menschen, die kaum oder nicht in der Lage sind, mit anderen Kontakt aufzubauen. Die Prä-Therapie gründet - wie die Validation und der Ansatz von Kitwood - im Personzentrierten Ansatz von Rogers, insbesondere was die Grundhaltung von Echtheit, einfühlendem Verstehen und Wertschätzung betrifft. Sie geht aber darüber hinaus von der Annahme aus, dass jedem Verhalten konkrete Erfahrungen zugrunde liegen, die in diesem Fall vom Patienten nicht gedeutet werden können. Über die Versprachlichung werden die Erfahrungen in ihrer Bedeutung erkannt und dem verbalen Ausdruck zugänglich.

In der so genannten „Kontaktarbeit" werden vorsprachliche Erfahrungen aufgegriffen. Grundlage ist die „existenzielle Einfühlung" oder das „Mit-Sein". Der Helfer spiegelt verbal oder nonverbal das konkret Wahrnehmbare der Situation oder des Erlebens und beobachtet die Reaktion des Patienten darauf. Auch diese Reaktionen oder Nicht-Reaktionen werden dann reflektiert. Kontaktreflexionen können sich auf Unterschiedliches beziehen. So wird in der Situationsreflexion die äußere Situation angesprochen („Wir sind im Garten"), in der Gesichtsreflexion wird der Gesichtsausdruck benannt („Sie schauen mir in die Augen"), in der Verhaltensreflexion wird das Verhalten ausge-

106 Vgl. Beyer u.a. 2007, S. 170 ff.

107 Vgl. Baer 2007, S. 37.

108 Vgl. Pfeiffer-Schaupp 2009, 336 ff.

drückt („Du seufzt") usw. Die begleitende nonverbale Kommunikation, wie Mimik, Gestik, Stimme und Tonfall, aber auch Schweigen gehört untrennbar dazu. Der Begleiter lässt sich innerlich berühren. Die beobachtbaren Ergebnisse sind bemerkenswert.[109] Die positive Wirkung zeigte sich in der Studie sowohl bei den demenzkranken Bewohnern als auch bei den Pflegenden, für die sich die Arbeitszufriedenheit erhöhte. Die Bewohner konnten besser in Kontakt treten und sich entspannen.

### 2.3.8 Zusammenfassung

Die meisten der hier beschriebenen Ansätze zur Betreuung Demenzerkrankter werden inzwischen in vielen Einrichtungen der Altenpflege eingesetzt. Eine Ausnahme bildet die Prä-Therapie, die in der Literatur wenig Erwähnung findet, jedoch große Ähnlichkeiten mit der Validation aufweist. Biographiearbeit ist ein häufig eingesetztes Instrument, auch in Validation werden immer mehr Altenpflegerinnen weitergebildet und der milieutherapeutische Ansatz ist ein anerkanntes Konzept. Auffallend ist bei den verschiedenen Ansätzen, dass sie sich im Grunde fast alle auf den Personzentrierten Ansatz von Carl Rogers zurückführen lassen. Die ihm zugrunde liegende humanistische Grundhaltung geht davon aus, dass dem Menschen eine Selbstaktualisierungstendenz innewohnt, die ihn dazu drängt, auf jede Situation in einer lebensbejahenden, entwicklungsfördernden Art zu antworten. Sie betont damit, dass der Mensch unter allen Umständen ein Wesen bleibt, dass sich ausdrücken und in seinem Leben verwirklichen will. Im Personzentrierten Ansatz beschrieb Carl Rogers die dafür förderlichsten Rahmenbedingungen, nämlich ein Gegenüber, das der Person bedingungslose Wertschätzung entgegen bringt, ihr authentisch begegnet und sich in sie einfühlt. Diese Grundhaltung wird durch die verschiedenen Ansätze für den Umgang mit Demenzerkrankten konkretisiert. Sie ergänzen sich daher wechselseitig.

---

109 Zur Veranschaulichung zitiere ich zwei Beispiele: „Frau A., 82 Jahre alt, spricht fast nur die Worte „Ponti - Penti – Puti". Wenn die Pflegekräfte sie bitten, eine Tablette zu nehmen, lehnt sie ab. Als die Pflegekraft sagt: „Darf ich Ihnen einen Puti geben?", sagt sie: „Ja" und nimmt die Tablette bereitwillig." „ Frau S. leidet an Alzheimer Demenz. Sie trippelt ruhelos auf dem Gang auf und ab. Die Pflegekraft geht mit ihr und trippelt auch. Frau S. wird ruhiger, trippelt langsamer und wirkt zufriedener." (Pfeifer-Schaupp 2009, S. 339)

# 3 Sterbebegleitung bei Demenzerkrankten

Die Themen Sterben und Demenz werden an Wichtigkeit immer mehr zunehmen. Die Menschen werden älter und sterben nur selten plötzlich und unerwartet. Oft erstrecken sich lange Zeitspannen zwischen infauster Prognose und Tod. Da hohes Alter der Hauptrisikofaktor ist, leiden viele Menschen in ihrer letzten Lebensphase an einer Demenz. Ihre Versorgung wird mit davon abhängen, ob es gelingt, Modelle zu entwickeln, wie sterbende Demenzerkrankte gut versorgt, betreut und begleitet werden können.[110]

## 3.1 Stand der Forschung

„Die palliative Begleitung von Menschen mit Demenz steht in Deutschland noch ganz am Anfang. Es gibt kaum gute Konzepte“[111]. Diese Erkenntnis zieht sich durch die Artikel der Fachzeitschriften und andere Literatur.[112] Zwar wird sehr viel zum Thema „Sterben und Demenz“ publiziert, es liegt aber wenig wissenschaftlich gesichertes Wissen vor. Der Demenz Support Stuttgart hat in einer Recherche der internationalen Fachzeitschriften eine Fülle von Material gesammelt und zieht nach der Sichtung das Resümee, dass das Thema noch ein weites Forschungsfeld bleibt. Das Fehlen von Konzepten zur Versorgung und Begleitung von Demenzerkrankten in ihrer letzten Lebensphase wird mit verschiedenen Tatsachen erklärt: Zum einen gibt es Berührungsängste mit den Themen Sterben und Tod. Dann sind die (verbalen) Kommunikationsmöglichkeiten mit den Betroffenen stark eingeschränkt. Außerdem fehlen Assessmentinstrumente für die späteren Demenzstadien, die in die Sterbephase übergehen bzw. ihr entsprechen. Weitere Schwierigkeiten für die Forschung in diesem Bereich liegen im Fehlen von standardisierten Kriterien zur Demenzdiagnostik, in einer fehlenden Randomisierung, im Fehlen von Kontrollgruppen und in ethischen Problemen. Ergebnisse von Studien sind international nicht übertragbar, weil rechtliche und ethische Standards erheblich variieren und auch die finanziellen Rahmenbedingungen in den einzelnen Ländern sehr unterschiedlich sind.[113]

---

110 Vgl. Heller/Heimerl 2007, S. 486.

111 Kostrzewa 2008b, S. 24.

112 Vgl. Buchmann 2007, S. 7, vgl. Radzey 2006, S. 6, vgl. Wißmann 2008, 3.

113 Vgl. Radzey 2006, S. 4 f.

Gronemeyer/Fink/Jurk haben im Jahr 2008 an der Universität Gießen eine Studie zur „Palliativen Praxis bei Demenz" veröffentlicht, in der sie den Stand der Theorie und Praxis zum Thema „Sterben und Demenz" international via Internetrecherche, Literatursichtung und elektronischer Befragungen eruiert haben. Die sprunghaft gestiegene Zahl der Veröffentlichung zu diesem Thema belegt seine Relevanz. Im internationalen Diskurs ist man sich über die Behandlungsrichtlinien, die Problemlagen und die ethischen Fragestellungen weitgehend einig:

- Bei vielen der Forschungsarbeiten geht es um die Erfassung von Versorgungsdefiziten und Versorgungsfehlern.
- Eine weitere Forschungslinie befasst sich mit der Entwicklung von Normen und Standards im Umgang mit Schmerzen, der Einschätzung von Lebenserwartung und der Erfassung von Pflegezeit.
- Kontrovers diskutiert wird die Entwicklung von Standards für die Sterbebegleitung, suggeriert dies doch eine Planbarkeit des Sterbeprozesses.
- Auffällig ist, dass es kaum Forschungen zu psychosozialen Aspekten der Begleitung sterbender Demenzerkrankter gibt, die sich etwa mit der Veränderung von Beziehungen im Familiengefüge befassen, mit dem Einfluss der sozialen Stellung auf die gelingende Sorge für sterbende Demenzerkrankte oder mit der Frage, wie die Gesellschaft sich insgesamt zum Thema Demenz stellt. Hier wäre noch ein weites Feld für lohnende Erhebungen.[114]

Klaus-Peter Buchmann konstatiert, es würden inzwischen vielfältige konzeptionelle Überlegungen für die Betreuung Demenzerkrankter in der Zeit der Mobilität umgesetzt, es fehle aber nach wie vor an der Konzeptualisierung der Begleitung von Demenzkranken in den postmobilen Krankheitsphasen und im Sterbeprozess.

Eine Schwierigkeit, Konzepte für die Begleitung zu entwickeln und zu evaluieren, hängt mit der schwindenden Fähigkeit der Demenzkranken verbal zu kommunizieren zusammen. Sie äußern ihr Befinden und ihre Bedürfnisse auf andere Weise und es bedarf hoher Empathie und Kenntnis der individuellen Person, die Äußerungen zu verstehen. Angehörige und Pflegepersonen, die die Betroffenen gut kennen, erspüren oft, wenn sich ihr Zustand oder Befinden verändert, sie erfassen intuitiv, was dem Demenzerkrankten fehlt oder auf welche Weise

---

114 Vgl. Gronemeyer/Fink/Jurk 2008.

sie ihn beruhigen und ihm Sicherheit geben können. Das Einfühlen in den Demenzkranken ist eine wichtige und notwendige Fähigkeit, die im Kontakt mit Demenzkranken unverzichtbar ist. Sie kann die empirischen Daten, die im medizinisch-pflegerischen Bereich erhoben werden, wie Puls und Blutdruck oft um wesentliche und entscheidende Informationen ergänzen. So entstehen in der Praxis manch gute Strategien für den Umgang mit Demenzerkrankten, auch jenseits der Grenzen der verbalen Kommunikationsmöglichkeiten. Diese ermangeln jedoch einer wissenschaftlichen Überprüfung.

Einige Wissenschaftler schlagen inzwischen vor, das Postulat der Evidenzbasierung in ethisch schwierigen Bereichen aufzuheben und durch eine Wertbasierung zu ersetzen.

Der Demenz Support Stuttgart wählte im Sommer 2007 noch einen anderen Weg der Wissensgenerierung. Da trotz wenig wissenschaftlich abgesicherten Wissens verschiedene innovative Praxismodelle mit Erfolg durchgeführt werden, schrieb er einen Wettbewerb aus mit dem Ziel, gute Versorgungspraktiken zu sammeln und die am besten beschriebenen und evaluierten Konzepte öffentlich zugänglich zu machen. Beurteilungskriterien waren neben der Klarheit der Zielformulierung die Nachvollziehbarkeit des Konzepts und die Präsentation der Umsetzungsstrategien und -erfahrungen. Auch die Darstellung der Praxiserfahrungen, insbesondere der strukturellen Veränderungsnotwendigkeiten, die sich durch den Prozess gezeigt hatten, wurde bewertet. Ein Expertengremium beurteilte die eingereichten Konzepte.[115]

## 3.2 Der Sterbeprozess bei Demenzerkrankten

Wie unterscheidet sich nun der Sterbeprozess demenzerkrankter von dem ausschließlich somatisch erkrankter Menschen? Aus diesen Unterschieden werden die spezifischen Bedarfe für die Sterbebegleitung Demenzerkrankter abzuleiten sein.

### 3.2.1 Problem der Prognostizierbarkeit

Kapitel 2.1.4 befasste sich mit der Frage, wann ein Mensch sterbend ist und mit der Schwierigkeit, diese Frage zu beantworten. Bei Demenzerkrankten fällt es aufgrund fehlender eindeutiger Parameter besonders schwer, das Einsetzen des Sterbens zu erkennen und diese Schwierigkeit wird vielfach als Problem benannt. Es gibt keine klare Definition

115 Vgl. Wißmann 2008, S. 3 f.

für die letzte Lebensphase bei Demenzerkrankten.[116] Der Verlauf einer Demenzerkrankung ist meist vielen Schwankungen unterworfen. Einige Symptomgruppen und Verhaltensweisen können Hinweise darauf geben, dass die terminale Krankheitsphase begonnen hat:

- Deutliche Progression von Verwirrung und Desorientierung,
- starke Abnahme der Fähigkeit zu sprechen,
- auffallende Verhaltensänderungen hin zu aggressivem oder aber passivem, immobilen Verhalten,
- Nachlassen von Bedürfnis oder Fähigkeit, sich fortzubewegen bis hin zu Bettlägerigkeit,
- drastische Verringerung der Fähigkeit sich zu pflegen bis zur völligen Pflegebedürftigkeit,
- Verlust der Fähigkeit zur selbständigen Nahrungsaufnahme oder Unvermögen zu Schlucken, was mit der Gefahr von Nahrungsaspiration und oft mit Appetitlosigkeit einhergeht,
- somatische Symptome wie Inkontinenz, Muskelatrophien, wiederkehrende Infekte, Dekubiti u.a.[117]

Diese Zeichen können den Eintritt in die Sterbephase anzeigen, gehören jedoch zum Verlaufsbild der Erkrankung und sind keine sicheren Indikatoren.

Die Frage stellt sich, warum oder wozu genau es wichtig ist, zu wissen, dass ein Mensch sterbend ist. Was ändert sich dadurch für wen?

Mit dem Eintritt in die Sterbephase sah der Arzt noch im 19. Jahrhundert seine Aufgabe als Behandelnder eines Patienten für beendet. Er wurde ab diesem Zeitpunkt zum solidarischen Begleiter eines Menschen, der auf den Tod zugeht. Diese Verschiebung des Aufmerksamkeitsfokus ist wesentlich für die Qualität, die Art und Weise der Begleitung des Sterbenden. Spätestens jetzt sollte die Kommunikation über das Sterben im interprofessionellen Team, besonders aber mit dem Sterbenden selbst - so es noch möglich ist - und mit den Angehörigen beginnen. Gelingt es, diesen Zustand anzuerkennen und besteht die Bereitschaft, nicht dagegen anzukämpfen, sondern den Sterbenden auf diesem Weg zu begleiten, so kann eine notwendige Ruhe ins Geschehen kommen, indem medizinisch keine weiteren unnötigen Maßnahmen getroffen werden, die zwar den Sterbeprozess hinauszögern

---

116 Vgl. Perrar 2006, S. 19, vgl. auch Radzey 2006, S. 5, Müller 2006, S. 23

117 Radzey 2006, S. 9.

könnten, aber den Sterbenden unnötig belasten würden.[118] Die rein palliative Versorgung ist nun sinnvoll.

Von der Schwierigkeit, den Sterbeprozess in seiner Dauer zu prognostizieren, sind insbesondere auch die Angehörigen betroffen. Nicht zu wissen, auf welchen Zeitraum der Pflegebedürftigkeit sie sich einzustellen haben, wird als sehr belastend erlebt.

### 3.2.2 Erleben des eigenen Sterbens

Eine zweite Besonderheit im Sterbeprozess Demenzerkrankter liegt nach Meinung einiger Autoren darin, dass sie sich selbst nicht als sterbend erleben. Im Verlauf der Erkrankung verändert sich die Selbst- und Fremdwahrnehmung. Mit fortschreitendem Krankheitsverlauf verlieren die Betroffenen das Krankheitsgefühl, sie nehmen ihre Vergesslichkeit und ihre intellektuellen Ausfälle nicht mehr wahr und leben in einem „ewigen Augenblick". Oft erleben sie sich selbst als jung und leistungsstark, wodurch die kalendarisch begrenzte Lebensperspektive nicht erkannt wird. Zukunft kann nicht mehr gedacht werden, weil das dazu nötige Abstraktionsvermögen fehlt. Die Dementen selbst können sich daher aufgrund ihrer Erkrankung nicht als Sterbende wahrnehmen. Die Vorstellung des eigenen Todes ist nach Jan Wojnar an ein Wissen über zeitliche Abläufe gebunden, das Demenzkranken abhanden kommt. So haben Demenzerkrankte kein Bewusstsein darüber, dass sie sterben werden. Dadurch werden Prozesse der Lebensrückschau und -bilanzierung, wie sie bei vielen Sterbenden anzutreffen sind, unmöglich. Aus den gleichen Gründen werden die Demenzerkrankten im Laufe ihrer Erkrankung immer weniger fähig, notwendige Entscheidungen selbst zu treffen.[119]

Auffallend ist eine häufig beschriebene geistige Klarheit schwerst Demenzkranker kurz vor ihrem Tod.[120] In wiefern Demenzkranke sich selbst unter Umständen doch als sterbend erleben, ist schwer zu beurteilen. Es könnte sein, dass sie spüren, dass sich etwas verändert und dass sie verunsichert sind, weil sie dies nicht einordnen können. Hier könnte das direkte Ansprechen des Sterbens Orientierung geben.

---

118 Vgl. Heller/Heimerl 2007, S. 482 f.

119 Vgl. Perrar 2006, S. 19.

120 Vgl. Kostrzewa 2009, S. 33.

### 3.2.3 Bedürfnisse sterbender Demenzkranker

Wie in Kapitel 2.5.3 beschrieben orientiert sich Sterbebegleitung an den Bedürfnissen der Sterbenden und ihrer Angehörigen. Diese Bedürfnisse wurden von Cicely Saunders im Konzept „Total Pain" beschrieben und in den Dimensionen soziale, körperliche, psychische und spirituelle Bedürfnisse erfasst.[121] Allerdings wurden diese Bedürfnisse bei ausschließlich somatisch Erkrankten, vor allem bei Krebspatienten im Endstadium ihrer Krankheit ermittelt.

Welche Bedürfnisse haben Demenzkranke in ihrer letzten Lebensphase?

Grundsätzlich entsprechen ihre Bedürfnisse denen anderer Sterbender. Dies anzuerkennen und zu beachten ist keine Selbstverständlichkeit. Gerade bei Menschen, die sich in den späteren Krankheitsstadien mehr und mehr in sich zurückziehen, apathisch und passiv werden, wird oft unterstellt, dass sie ihre Umwelt nicht mehr wahrnehmen und der Zuwendung und Kommunikation seitens anderer Menschen nicht mehr zugänglich sind. Dadurch geraten sie ganz besonders in die Gefahr der Isolation[122]. Psychosoziale und spirituelle Bedürfnisse werden leicht übersehen oder den Demenzkranken gar abgesprochen. Gerade das Verstummen der schwer Demenzkranken, ihre Unfähigkeit verbal zu kommunizieren und ihre Bettlägerigkeit erfordert ein hohes Maß an Fürsorge und Aufmerksamkeit der pflegenden und betreuenden Personen.[123]

Neben den allgemein vorhandenen Bedürfnissen sterbender Menschen muss davon ausgegangen werden, dass es aufgrund der Erkrankung auch Unterschiede gibt. Diese beziehen sich auf die mit der Erkrankung schwindenden kognitiven Fähigkeiten:

Das Bedürfnis, Dinge zu Ende zu bringen, abzuschließen und Rückschau zu halten, das eigene Leben als sinnerfüllt zu sehen und zu bewerten, setzt kognitive Fähigkeiten und ein Zeitgefühl voraus, das dem Demenzerkrankten nicht mehr zur Verfügung steht. Er wird daher einen solchen Lebensrückblick nicht durchführen können und auch kein Bedürfnis dazu verspüren.[124] Der Demenzerkrankte lebt ganz in der Gegenwart, im dauernden Hier und Jetzt. Dies schließt allerdings nicht aus, dass Erlebnisse, Erinnerungen und Bilder aus der Vergan-

---

121 Vgl. Student/Mühlum/Student 2004, S. 25.

122 Vgl. Ausführungen zu „Sozialem Sterben" in Kapitel 2.1.4.5.

123 Vgl. Wißmann 2008, S. 6.

124 Kostrzewa 2008a, S. 82.

genheit aufsteigen und in das gegenwärtige Erleben hineinspielen. Der Demenzerkrankte hat keine kognitive Reflexionsmöglichkeit mit diesen Impulsen umzugehen. Er ist ihnen schutzlos ausgeliefert, was zu großer Angst und Unruhe führen kann.[125] Hier kann von einem Bedürfnis nach Schutz und Sicherheit ausgegangen werden.

Die sozialen Bedürfnisse bleiben voll erhalten und werden eher noch stärker im Laufe der Krankheitsentwicklung. Buchmann nennt aufgrund seiner Befragung von stationären Hospiz-Einrichtungen als Bedürfnisse sterbender Demenzerkrankter intensiven Zuwendungsbedarf, Bezugspersonen und nonverbale Kommunikation[126]. Stefan Kostrzewa betont bei Demenzerkrankten in der Sterbephase die Bedürfnisse nach Nähe und Geborgenheit, Ritualen, Vertrautem und Sicherheit Vermittelndem. Auch nennt er Bedürfnisse nach Bezugspersonen, einer akzeptierenden und wertschätzenden Grundhaltung und guter Symptomkontrolle.[127] Demente Menschen leben ständig in großer Unsicherheit. Sie brauchen daher Orientierung und die Anwesenheit anderer Menschen, um sich entspannen zu können und sich geborgen zu fühlen. Sie müssen immer wieder Fragen stellen dürfen, die ihnen auch beantwortet werden. Oft versuchen sie, durch Rufen oder Schreien andere Menschen zu erreichen und sich Gewissheit zu verschaffen, dass jemand da ist. Durch die kognitiven Einschränkungen brauchen sie die Vergewisserung der Präsenz anderer Menschen auch durch körperliche Kontaktaufnahme. Ohne Körperkontakt ist eine gute Kommunikation in den fortgeschrittenen Stadien der Demenz nicht möglich. Marina Kojer beschreibt als weiteres wichtiges Bedürfnis dementer Menschen, ihre Gefühle ausdrücken zu dürfen. Dies gelingt ihnen am besten, wenn Menschen ihnen auf der Gefühlsebene begegnen und mit ihnen auf dieser Ebene kommunizieren, wie es das Konzept der Validation vorschlägt[128].

Alte Menschen - und insbesondere demenzerkrankte - haben nach Andreas Fröhlich oft sehr ähnliche Bedürfnisse wie Kinder: Sie brauchen viel körperliche Nähe, um direkte Erfahrungen machen und andere Menschen wahrnehmen zu können. Sie brauchen Begleiter, die ihnen die Umwelt zugänglich und erfahrbar machen. Und sie brau-

---

125 Vgl. Kostrzewa 2008a, S. 80.

126 Vgl. Buchmann 2007, S. 56.

127 Vgl. Kostrzewa 2009, S. 45.

128 Vgl. Kojer 2008, S. 374 ff.

chen jemanden, der sie ohne Sprache versteht, zuverlässig versorgt und pflegt.[129]

### 3.2.4 Besondere Herausforderungen für Pflegende

Aus Sicht der Pflegenden ergeben sich weitere Unterscheidungsmerkmale zwischen dementen und ausschließlich somatisch erkrankten Sterbenden, die sich in zwei Bereichen zeigen: zum einen hinsichtlich der Gestaltung der Pflegebeziehung, zum anderen in Verhaltensauffälligkeiten, auf die sie reagieren müssen. Zur Gestaltung der Pflegebeziehung gehören folgende Merkmale: die erschwerte Kommunikation, ein erhöhter Betreuungsaufwand, biographieorientiertes Arbeiten und die Gestaltung der Tagesstrukurierung. Die Verhaltensauffälligkeiten beziehen sich vor allem auf die so genannten „Weglauftendenzen", rastloses „Wandern", manchmal auch lautes Rufen oder Schreien und aggressives Verhalten.[130] Diese so genannten „herausfordernden" Verhaltensweisen Demenzerkrankter stellen für Pflegekräfte oft eine große Belastung dar. Viele fühlen sich dadurch überfordert. Diese Demenzkranken fordern Aufmerksamkeit und Zuwendung vehement ein. Das stille, apathische, in sich zurück gezogene Verhalten vieler dementer Menschen in den späten Stadien der Erkrankung erfordert von den Pflegenden besondere Aufmerksamkeit, damit sie gegenüber den laut auf sich aufmerksam machenden Bewohnern nicht übersehen werden. Die Herausforderung besteht in beiden Fällen darin, die hinter dem Verhalten liegenden Bedürfnisse zu erkennen und so weit wie möglich zu stillen.

### 3.2.5 Zentrale Themenbereiche im Zusammenhang von Sterben und Demenz

Die Auswertung der Literatur zum Thema „Sterben und Demenz" durch den Demenz Support Stuttgart ergab eine Zusammenstellung der zentralen Themenbereiche in der Versorgung sterbender Demenzerkrankter. Dies sind[131]:

- Lebensqualität und ihre Einschätzung
- Symptommanagement
- Familie und Entscheidungen
- Nicht-medikamentöse Interventionen

---

129 Vgl. Kostrzewa 2009, S. 86.

130 Vgl. Buchmann 2007, S. 41 ff.

131 Vgl. Radzey 2006, S. 10.

- Spirituelle Pflege
- Pflegeheime als Orte des Sterbens

Versorgungsdefizite wurden insbesondere im Bereich der Schmerztherapie und Symptomkontrolle sowie der Nahrungsaufnahme festgestellt.

Die Themen spiegeln sich in den zuvor genannten Besonderheiten des Sterbeprozesses Demenzerkrankter. Auch die Recherche von Gronemeyer/Fink/Jurk ergibt entsprechende Themenbereiche in den Forschungsarbeiten. In jüngeren Studien spielt insbesondere die künstliche Ernährung eine wichtige Rolle, die hier unter „Familie und Entscheidungen" gefasst wird. Eine besondere Schwierigkeit liegt im Zusammenhang mit Demenz im Bereich der Kommunikation. Diese Herausforderung besteht quer zu allen anderen Themenbereichen. Sie steht daher am Anfang der nachfolgenden Unterkapitel, gefolgt von Palliative Care als dem umfassenden Konzept zur Begleitung sterbender Demenzkranker, das die weiteren Themenbereiche in sich aufnimmt und in ihnen seine Ausdifferenzierung und Konkretisierung findet. Da Pflegeheime als Orte des Sterbens in Kapitel 5.2 ausführlich beschrieben werden, wird in diesem Kapitel auf eine allgemeine Darstellung verzichtet und stattdessen das Konzept der Pflegeoase erläutert, das sich von anderen Versorgungskonzepten sterbender Demenzerkrankter insbesondere durch seine Wohnform unterscheidet.

## 3.3 Kommunikation mit sterbenden Demenzkranken

Sterbebegleitung ist ein kommunikativer Prozess, in dem der Begleitende die Bedürfnisse des Sterbenden aufnimmt und sich von ihnen in seinem Tun und Lassen leiten lässt. Die Kommunikation ist dabei keinesfalls immer oder in erster Linie verbaler Art. Nonverbale und paraverbale Elemente spielen eine immer größere Rolle, je weiter die Menschen in ihrem Sterbeprozess voran geschritten sind oder wenn es sich um demenzerkrankte Menschen handelt.

Die verbale Kommunikation mit sterbenden Demenzerkrankten ist durch die krankheitsbedingt nachlassenden kognitiven Fähigkeiten eingeschränkt. Wo sie noch möglich ist, kann die Verständigung erleichtert werden, indem langsam und in kurzen Sätzen gesprochen und das Gesagte wiederholt wird. In der Kommunikation nimmt die Wichtigkeit von kommunikativen Elementen wie Blickkontakt, Tonfall, Eindeutigkeit der Situation und der Gestik zu. Berührung und Nähe erhalten einen hohen Stellenwert.[132] Je mehr die Fähigkeit, verbal zu kommunizieren abnimmt, desto mehr müssen Bedürfnisse und Befinden des Demenzkranken durch genaue Verhaltensbeobachtung erfasst werden. Hier finden die unter 3.3 beschriebenen Ansätze der Betreuung demenzerkrankter Menschen Anwendung:

- Eine **milieutherapeutisch** ausgerichtete dementengerechte Umgebungsgestaltung, die auf die Bedürfnisse der Betroffenen abgestimmt ist, soziale Teilhabe ermöglicht, und Ruhe und Stimulation in ausgewogenem Gleichgewicht hält, bietet die Voraussetzung für gelingende Kommunikation. Beobachtung und Interaktionen der Pflegenden und Angehörigen mit den Sterbenden werden dadurch unterstützt und eine angenehme Atmosphäre geschaffen.
- Eine **validierende Grundhaltung**, die die verbalen und nonverbalen emotionalen Äußerungen der Sterbenden aufnimmt, wertschätzt und als Bedürfnisäußerungen der Demenzerkrankten ernst nimmt, hilft, auf die Betroffenen einzugehen und ihr Befinden zu interpretieren, sodass alle Möglichkeiten der Bedürfnisbefriedigung ausgeschöpft werden können.
- Auch Informationen aus der **Biographiearbeit** werden hierfür genutzt.
- Der **Personzentrierte Ansatz** bildet die Grundlage für den respektvollen Umgang und einen authentischen Kontakt zwischen Pflegenden und Sterbenden.
- Mit dem Konzept der **Basalen Stimulation** erweitert sich das Handlungsrepertoire der betreuenden und pflegenden Personen und bezieht nonverbale Kommunikationsmöglichkeiten ein, die auch parallel zu oder in Pflegehandlungen direkt aufgegriffen werden können.
- Im multidisziplinären Team der Betreuenden können – gemäß dem **Mäeutischen Konzept** - die verschiedenen vielfältigen Eindrücke, Interpretationen, Erfahrungen und Erlebensinhalte der Beteiligten gemeinsam besprochen werden und so das intuitive Wissen expliziert, mit einander geteilt und untereinander abgeglichen werden, wodurch sich der Zusammenhalt im Team verstärken, das Selbstvertrauen der Pflegenden wachsen und die Betreuungsqualität verbessert werden kann.
- **Prä-therapeutisches Spiegeln**, wie validierendes Benennen von emotionalen Erlebensinhalten der Demenzerkrankten kann den Kontakt vertiefen.

---

132 Vgl. Kostrzewa 2009, S. 40 ff.

Gerade für die späten Stadien von Demenzerkrankungen und die letzte Lebensphase ist eine gute Kenntnis der nonverbalen Kommunikationsmöglichkeiten bei Demenzerkrankten unumgänglich. Ohne Schulung der Wahrnehmungsfähigkeit, Arbeit an der inneren Haltung und Reflexion der eigenen biographischen Erfahrungshintergründe der Pflegenden ist eine qualitätvolle Arbeit in diesem speziellen Bereich kaum denkbar.

## 3.4 Palliative Care in der Sterbebegleitung von Demenzkranken

90 % der Angehörigen und Pflegenden von Menschen mit Demenz halten laut Umfragen Palliative Care[133] für das geeignete Pflegekonzept in der letzten Lebensphase.[134]

In der Begleitung und Pflege sterbender und dementer Menschen zeigen sich viele Parallelen, die im Palliative Care-Konzept Berücksichtigung finden[135]:

- Zentrales Anliegen ist bei beiden Zielgruppen die bestmögliche Unterstützung der Betroffenen und ihrer Angehörigen.
- Die Angehörigen spielen in beiden Fällen eine zentrale Rolle, sowohl für die Betroffenen als vertraute Bezugspersonen, als auch als Teil des Versorgungsnetzes. Sie sind darüber hinaus selbst Betroffene, die unterstützt werden, wenn sie es wünschen.
- Die Betroffenen und ihre Angehörigen befinden sich jeweils in einem unumkehrbaren Prozess des Abschiednehmens.
- In der Begleitung ist bei beiden Personengruppen meist nicht Aktivität und Handeln das hilfreiche Moment, sondern einfaches Dasein, mitmenschliche Solidarität, freundschaftliches Mittragen und die Anwesenheit einer Person, die das Geschehen akzeptiert, sich einfühlt und Wärme und Nähe ermöglicht.
- Angst und Unsicherheit spielen häufig eine wesentliche Rolle und können durch den Beistand eines anderen Menschen gelindert werden.
- Sowohl bei demenzerkrankten als auch bei sterbenden Menschen steht ein größtmögliches Maß an Lebensqualität im Zentrum der Bemühungen.

---

133 Eine ausführliche Darstellung des Palliative Care-Konzepts findet sich in Kapitel 2.3.

134 Radzey 2006, S. 10.

135 Vgl. Kostrzewa/Kutzner 2009, S. 38; vgl. Wilkening 2001, S. 9.

- Bei beiden Personengruppen wird die Biographie berücksichtigt und der Mensch nicht nur in seiner momentanen Lebenssituation sondern in seinem sozialen und lebensgeschichtlichen Kontext gesehen.
- Sowohl in der Begleitung Sterbender als auch bei der Betreuung Demenzerkrankter ist der Aufbau einer vertrauensvollen Beziehung zentrales Element, wobei in beiden Fällen die verbale Sprache früher oder später an ihre Grenzen stößt und im Verlauf des Prozesses die nonverbale Kommunikation zunehmend an Bedeutung gewinnt.
- Sterbende und Demenzkranke (und erst recht sterbende Demenzkranke) sind mit Grenzen konfrontiert und konfrontieren andere Menschen mit Grenzen. Sterben und Demenz sind angstbesetzte Tabuthemen. Oft herrscht auf Seiten der Betreuer Sprachlosigkeit darüber. Angehörige und Pflegende werden mit ihrer eigenen Endlichkeit, mit ihren eigenen Grenzen und mit den Grenzen der medizinischen Machbarkeit konfrontiert.
- Eine weitere, eher übergeordnete Gemeinsamkeit bezieht sich auf die Lücken in den bestehenden Versorgungssystemen und Finanzierungsmöglichkeiten.

Menschen mit Demenz in ihrer letzten Lebensphase sind eine ganz besonders verletzliche Personengruppe. Sie sind in all ihren Bedürfnissen, den körperlichen und den psychosozialen, auf Dritte angewiesen.

Sterbende Demenzkranke bedürfen im Grunde schon früh einer palliativen Versorgung. Palliative Care wird oft als „End-of-Life-Care" verstanden. Dafür besteht aber kein sachlicher Grund. „Palliativ" braucht nicht mit „terminal" gleichgesetzt zu werden, denn lindernde Pflege kann auch in früheren Krankheitsstadien sinnvoll sein.[136] Nach der WHO-Definition von Palliative Care ist diese eine „aktive ganzheitliche Versorgung von Patienten, deren Krankheit auf eine kurative Behandlung nicht mehr anspricht"[137]. Damit müssen schwer an Demenz Erkrankte als Palliativpatienten gelten. Der Bedarf an palliativer Versorgung wird bei Demenzkranken auf 2-3 Jahre veranschlagt. Das entspricht der Dauer, die Menschen mit Demenzerkrankung im Durchschnitt in stationären Pflegeeinrichtungen verbringen. Nach Meinung einiger Autoren sollte gewährleistet werden, dass Palliative Care nicht nach prognostizierter Lebenserwartung verordnet wird, sondern nach Bedarf. Demenzkranke können in fortgeschrittenen Stadien noch jahrelang leben. In der gesamten Zeitspanne sollten sie palli-

---

136 Steffen-Bürgi 2007, S. 35

137 WHO 2002.

ative Versorgung erhalten, nicht erst, wenn der Tod kurz bevor steht. [138]

Der Verlust der zerebralen Fähigkeiten stürzt die Erkrankten oft in tiefe Angst, Unsicherheit und Hilflosigkeit. Sie werden stark stressanfällig. Jede Veränderung bewirkt eine grundlegende Verunsicherung. Palliative „umhüllende", beschützende Versorgung ist notwenig, um die Lebensqualität dieser Menschen zu gewährleisten.

Auch Jan Wojnar, Facharzt für Psychiatrie in Hamburg, plädiert dafür, „die gesamte Zeit der Versorgung und Betreuung an Demenz erkrankter Menschen als eine Form der Sterbebegleitung zu verstehen und entsprechend zu gestalten"[139]. Das würde bedeuten, dass Sterbebegleitung bei Demenzerkrankten mit der demenzgerechten Versorgung und Betreuung der Kranken gleichzusetzen ist.[140]

Für Praktikerinnen ist dies klar und augenscheinlich. Besorgniserregend mag es für die Experten und Planer der Gesundheitsversorgung mit ihrer ökonomischen Perspektive sein. Dies wird verständlich, wenn man sich vor Augen führt, dass palliative Versorgung seither vor allem Menschen im Alter zwischen 20 und 70 Jahren zuteil wird und somit in Europa jährlich 800.000 Personen davon profitieren. Würde die Versorgung konsequent auf alle Bedürftigen, auch die Hochaltrigen ausgeweitet, so würde die Anzahl auf 30 Millionen steigen.[141]

## 3.5 Lebensqualität

Die WHO (2002) nennt als entscheidendes Ziel einer palliativen Behandlung die Verbesserung der Lebensqualität und Leidenslinderung der Menschen mit unheilbarer Krankheit und ihrer Angehörigen.

Das Konzept der Lebensqualität beinhaltet, dass Wirkung und Nutzen palliativ- medizinischer und -pflegerischer Maßnahmen nicht allein nach Veränderungen der klinischen Symptomatik und Verlängerung der Lebensspanne beurteilt werden, sondern sich vor allem am subjektiven Empfinden und Wohlbefinden der Patienten und ihrer Angehörigen bemessen. Lebensqualität ist ein „individuelles, subjektives, situatives und deshalb immer auch individuell veränderliches Kon-

---

138 Vgl. Radzey 2006, S. 8; Perrar 2006, S. 19; Kojer 2010, S. 311.

139 Buchmann 2007, S. 61.

140 Vgl. Wojnar 2001, S. 6.

141 Vgl. Gronemeyer/Fink/Jurk 2008, S.3.

zept"[142]. Die Patienten gelten dementsprechend als Experten dafür, was für sie Lebensqualität bedeutet.

Der amerikanische Psychiater und Pharmakologe Prof. Ladislav Volicer hat 1999 ein Modell entwickelt, in dem er drei Kernbereiche beschreibt, die Lebensqualität bei Menschen mit Demenzerkrankungen am Lebensende ausmachen.[143] Die drei Hauptfaktoren, die die Lebensqualität bei Demenzerkrankten am Lebensende beeinflussen und die alle berücksichtigt werden sollten, sind nach diesem Modell: „Medizinische Aspekte" wie die Behandlung von Infektionen oder Fragen der Ernährung bei Schluckstörungen, „psychiatrische Symptome", die das Verhalten der dementen Person betreffen und „bedeutsame Aktivitäten". Letztere, die individuell sinnstiftenden Aktivitäten, stellen nach diesem Modell die wichtigste Quelle von Lebensqualität für Demenzerkrankte in der letzten Lebensphase dar.

Auch Menschen mit einer weit fortgeschrittenen Demenzerkrankung behalten ihre Empfindsamkeit und ihre emotionale Sensibilität. Sie nehmen ihre Umwelt wahr und haben Anspruch darauf, sozial integriert zu bleiben und Stimulation zu erhalten.[144]

Für gesunde Menschen, die mitten im Leben stehen, ist es oft nicht vorstellbar, dass auch Menschen mit schwerer Demenzerkrankung Lebensqualität empfinden können. Demenz und Lebensqualität scheinen einander auszuschließen. Doch nicht die objektiven Umstände sind ausschlaggebend. Nach Marina Kojer hängt das subjektive Erleben von Lebensqualität bei Demenzkranken in ihrer letzten Lebensphase insbesondere von den Beziehungen mit den Menschen in ihrer direkten Umgebung ab. Gelingt es den betreuenden Personen eine tragfähige Kommunikation herzustellen und dadurch eine vertrauensvolle Beziehung zu gestalten, so schaffen sie damit Bedingungen für die Lebensqualität der Demenzkranken.

Um die Lebensqualität von Menschen mit Demenzerkrankung, die sich verbal nicht mehr äußern können, zu erfassen, werden international verschiedene Instrumente entwickelt. Besonders in den USA, Großbritannien und Australien wird in diesem Bereich geforscht. Die Assessmentinstrumente beruhen auf verschiedenen Verfahren:

---

142 Steffen-Bürgi 2007, 32.

143 Vgl. Rutenkröger 2006, S. 31.

144 Vgl. Wißmann 2008, S. 6.

- Das Discomfort Scale for Dementia of Alzheimer Type (DS-DAT) ist ein Beobachtungsinstrument, bei dem das nonverbale Verhalten des Demenzerkrankten an Hand von 9 Items über einen Zeitraum von mindestens fünf Minuten beobachtet und dokumentiert wird. Es kann auch als Schmerzerhebungsinstrument verwendet werden.
- Beim Quality of Life in Late-Stage Dementia Scale (QUALID) handelt es sich um ein strukturiertes Interviewverfahren, bei dem die Sichtweise der Angehörigen zur Einschätzung der Lebensqualität herangezogen wird.
- Das Serial Trial Intervention (STI) ist ein strukturelles Verfahren, bei dem auf der Grundlage von Verhaltensbeobachtung des Demenzerkrankten Interventionen geplant und erprobt werden. Je nach Reaktion des Demenzkranken werden die Maßnahmen gegebenenfalls modifiziert und angepasst.

Nach Einschätzung von Rutenkröger und Boes stellen die Instrumente seither noch keine optimalen Lösungen dar. Die Kritik bezieht sich vor allem auf methodische und ethische Probleme, die sich durch Fremdbeurteilung ergeben können. Dennoch gelten sie als innovative Versuche der Erfassung von Lebensqualität bei Demenzerkrankten.[145]

Ein Instrument, das in Deutschland Anwendung findet, ist das von Tom Kitwood entwickelte **Dementia Care Mapping** (DCM). Hier beobachtet ein Außenstehender über mehrere Stunden hinweg den Kontakt des dementen Menschen mit der pflegenden Person und trägt seine Einschätzung des relativen Wohl- bzw. Unwohlseins des Dementen auf einer Skala von minus fünf bis plus fünf ein. Gleichzeitig wird das Verhalten des Pflegenden dokumentiert, insbesondere vorkommende „personale Entzüge", das heißt Verhalten, mit dem er sich dem Demenzerkrankten entzieht. Das Instrument wird in verschiedener Hinsicht kritisiert: Das Verfahren ist sehr aufwändig, und die Skalen enthalten viele Vorgaben, sodass wenig Raum für individuelle Beurteilung bleibt. Vor allem aber fühlen sich die Pflegenden beobachtet und bewertet und schrecken daher leicht vor der Teilnahme zurück. Als Vorteil wird gesehen, dass durch die genaue Beobachtung ergründet werden kann, was dem Demenzkranken gut tut und was nicht, und dass das Instrument den Pflegenden die Möglichkeit bietet, ihr Verhalten kritisch zu reflektieren.[146]

---

145 Vgl. Rutenkröger/Boes 2006, S. 13.

146 Vgl. Baer 2007, S. 39 ff.

## 3.6 Symptommanagement

Symptomkontrolle, die häufig als Symptommanagement bezeichnet wird, ist ein wichtiger Bestandteil der Förderung und Verbesserung von Lebensqualität. Symptomkontrolle bedeutet „die gezielte Vermeidung, Erfassung und Behandlung körperlicher Beschwerden sowie psychischer, sozialer und spiritueller Belastungen, um die bestmögliche Lebensqualität der Betroffenen zu gewährleisten“[147]. Hierzu gehören unter anderem die Behandlung von Schmerzen, Mundtrockenheit, Atemnot, Übelkeit, Schlaflosigkeit und Schluckbeschwerden. Komponenten der Symptomkontrolle sind die Erfassung und Dokumentation der Symptome, der Einsatz von lindernden Maßnahmen, die Überprüfung der Wirksamkeit der Interventionen und die Befähigung der Betroffenen, belastende Symptome möglichst selbständig wirkungsvoll zu behandeln. Das Konzept der Symptomkontrolle ist nicht unumstritten. Kritiker weisen darauf hin, dass der Begriff suggeriert, man könne grundsätzlich jedes Leiden kontrollieren. Dies lässt außer Acht, dass Leiden verschiedene Dimensionen hat, die mit einander in Verbindung stehen. So werden sich existenzielles und spirituelles Leiden der Symptomkontrolle entziehen. Sie beeinflussen aber das Erleben körperlicher Symptome. Bei Patienten und Angehörigen kann der Begriff Symptomkontrolle unrealistische Erwartungen wecken, die dann enttäuscht werden.

Im Hinblick auf demenzerkrankte Menschen verdient die Symptomkontrolle besondere Aufmerksamkeit. Studien zufolge erhalten Demenzerkrankte wesentlich weniger Schmerztherapie als Nicht-Demenzerkrankte gleichen Alters[148]. Dies lässt sich mit zwei Umständen erklären: Zum einen wird oft davon ausgegangen, Demenzerkrankte hätten weniger Schmerzen, zum anderen erzeugt die Diagnose Demenz einen so genannten Halo-Effekt: Die Diagnose Demenz steht so im Vordergrund, dass sie das Vorhandensein anderer Erkrankungen „überstrahlt“. Bei älteren Menschen sind dies z.B. rheumatische oder Herz-Kreislauf-Erkrankungen, die oft schon vor der Demenz bestanden hatten. Da nicht angenommen werden kann, dass eine Demenz andere Krankheiten heilt oder ausschließt, muss davon ausgegangen werden, dass Demenzkranke nicht weniger Schmerzen haben als Menschen ohne Demenz.[149]

147 Vgl. Steffen-Bürgi 2007, S. 33.

148 Kränzel/Schmid/Seeger 2010, S. 314.

149 Vgl. Kostrzewa 2008a, S. 85 f, vgl. Kojer 2010, S. 314 f.

Um demenzerkrankte Menschen schmerztherapeutisch besser versorgen zu können, wurden in den letzten Jahren Fremdbeurteilungsinstrumente wie das BESD[150] entwickelt. Hier wird das Verhalten des Demenzerkrankten z.B. in Atmung, Gesichtsausdruck und Körpersprache beobachtet und in entsprechenden Kategorien eines Fragebogens angekreuzt wird. Ein Punktwert gibt über den anzunehmenden Schmerz Auskunft. Marina Kojer betont die Grenzen solcher Instrumente: „Durch keinen dieser Tests lassen sich Schmerzen so genau und differenziert erfassen wie durch ein kompetentes, gut beobachtendes Team"[151].

## 3.7 Familie und Entscheidungen

Die Angehörigen spielen in allen Konzepten der Begleitung sterbender und demenzerkrankter Menschen eine zentrale Rolle. Einerseits werden sie als Betroffene mit begleitet, andererseits tragen sie aber selbst oft die Hauptverantwortung für den Sterbenden, sind aktiv an Pflege und Begleitung beteiligt und bilden so die tragende Säule des Versorgungsnetzes für den Sterbenden. Die Spannung, die durch die unterschiedlichen Rollen für die pflegenden Angehörigen entsteht, ist ein nicht zu unterschätzender Belastungsfaktor. Ein defizitärer Blick der Professionellen auf Angehörige als überlastete Bedürftige wird ihnen jedoch nicht gerecht und kann als herabwürdigend erlebt werden. Angehörige sollten auf jeden Fall in ihrer Kompetenz gesehen und in alle Entscheidungen einbezogen werden. [152]

Die Pflegetätigkeit an sich wird von vielen pflegenden Angehörigen[153] nicht als das eigentliche Problem empfunden. Als extrem belastend wird aber die Konfrontation mit ethischen Entscheidungen am Lebensende des Dementen erlebt. Fast immer sind es die Angehörigen, die schwerwiegende Entscheidungen - möglicherweise sogar über Leben und Tod - fällen müssen, da die Dementen aufgrund ihrer Erkrankung nicht mehr dazu in der Lage sind.

Häufige Fragen, die einer Entscheidung zugeführt werden müssen, betreffen die Ernährung, insbesondere Sondenernährung, die Behandlung von Infektionen mit Antibiotika und den Umgang mit Akut-

---

150 BESD = **BE**urteilung von **S**chmerzen bei **D**emenz.

151 Vgl. Kojer 2010, S. 315 f.

152 Vgl. Kunstmann 2002.

153 Auf die konkrete Situation pflegender Angehöriger sterbender Demenzkranker wird in Kapitel 5.1. ausführlich eingegangen.

situationen. Patientenverfügungen können helfen, diese Entscheidungen zu erleichtern. Studien zufolge erstellen aber nur die wenigsten Menschen ein solches Dokument, obwohl die Demenzerkrankungen mit ihrem schleichenden Verlauf im Anfangsstadium durchaus Zeit dazu ließen. Der amerikanische Psychiater und Pharmakologe Ladislav Volicer führt Gründe dafür an, warum Menschen sich nicht zu einer Patientenverfügung entschließen: Viele Menschen können sich nicht vorstellen, aufgrund einer Erkrankung eines Tages keine Entscheidungen mehr für sich selbst fällen zu können. Oft widerstrebt es ihnen, sich mit dem eigenen Tod auseinanderzusetzen und häufig sind sie der Ansicht, es sei Aufgabe der behandelnden Ärzte, das Thema Patientenverfügung anzusprechen. Darüber hinaus vertrauen viele Menschen darauf, dass ihre Angehörigen in ihrem Sinne entscheiden, wenn es so weit ist. So kommt es, dass letztlich fast immer die Angehörigen diese ethisch schwierigen und stark emotional berührenden Entscheidungen zu treffen haben. Diese Belastungen können durch die Unterstützung, die eine vertrauensvolle Beziehung mit dem institutionellen Betreuungsteam ermöglicht, abgefedert werden.[154]

### 3.7.1 Künstliche Ernährung

Veränderungen in der Nahrungsaufnahme gehören bei Demenzerkrankten zu den erwartbaren Symptomen. Demenzerkrankte essen im Laufe des fortschreitenden Krankheitsverlaufs immer weniger und hören oft irgendwann ganz auf zu essen.

Dies kann in unterschiedlichen Ursachen begründet liegen:

- Vom Nachlassen der kognitiven Fähigkeiten sind auch ganz alltagspraktische Bereiche wie die Nahrungsaufnahme betroffen. Die Erkrankten erkennen dann nicht mehr, dass sie etwas zu essen vor sich haben und wissen nicht, was sie damit anfangen sollen.
- Oft verschwindet das Gefühl für Hunger und Durst.
- Mit der Zeit geht schließlich selbst die Fähigkeit zu schlucken verloren.
- Eine Verweigerung von Nahrung kann auch Ausdruck von Schmerzen sein, die mit der Nahrungsaufnahme in Verbindung stehen, etwa durch Entzündungen der Mundschleimhaut.

---

154 Vgl. Müller 2006, S. 23 ff.

- Da essen eine starke psycho-soziale Komponente hat, kann das Nicht-essen auch mit emotionalen Gründen zusammenhängen, wie Traurigkeit oder Einsamkeitsgefühlen[155].
- Und schließlich verlieren Menschen in der Sterbephase oft jedes Hunger- und Durstgefühl. Auch nicht-demente Sterbende essen dann nichts mehr.

Die Frage, wie auf die verminderte Nahrungsaufnahme reagiert werden soll, ist ein sensibles Thema, das individuell und auch im konkreten Fall immer wieder situationsangemessen erörtert und entschieden werden muss. Zunächst sind die Ursachen für die Nahrungskarenz zu untersuchen und wo möglich zu behandeln - etwa im Falle einer schmerzhaften Verletzung im Mundraum - bzw. zu beheben - wenn z.B. soziale Isolation der Hintergrund ist. Steht die so genannte „Nahrungsverweigerung" mit einer nachlassenden Fähigkeit bestimmte Nahrung aufzunehmen oder zu schlucken in Verbindung, so kann auf demenzgerechte Diät und entsprechende Konsistenz umgestellt werden, wodurch die Essensanreichung als wertvolle Kontakt- und Kommunikationsmöglichkeit erhalten bleibt[156]. Dasein und Zuneigung vermitteln dem Sterbenden das Gefühl der Zugehörigkeit. Oft wird dies durch das gemeinsame Teilen von Mahlzeiten symbolisiert.[157]

Die Ursache für die verminderte Nahrungsaufnahme herauszufinden ist auf Grund der fehlenden verbalen Kommunikation nicht immer einfach. Bei demenzkranken Menschen stellt sich dann die Frage nach künstlicher Ernährung mittels einer PEG-Sonde (perkutanendoskopische Ernährungssonde durch die Bauchdecke).

Studien zeigen, dass eine effektive Lebensverlängerung damit nur in seltenen Fällen erreicht werden kann und dass ihr Nutzen häufig überschätzt wird. Auch die Leitlinien der Deutschen Ernährungsmedizin und der Deutschen Gesellschaft für Geriatrie weisen darauf hin, dass künstliche Ernährung bei dementen Menschen in der Sterbephase kaum einen Nutzen bringt. Die Bundesärztekammer betont sogar, dass

---

155 Stein Husbø berichtete auf dem 8. Symposium Palliative Care am 4.12.09 in Freiburg von einem dementen Patienten, der keine Nahrung mehr zu sich nahm und von dem man dachte, er bereite sich aufs Sterben vor. Zwei Wochen später aß er wieder wie gewohnt mit gutem Appetit: seine Lieblingspflegerin war aus dem Urlaub zurückgekehrt.

156 Vgl. Rutenkröger/Boes 2006, S. 17.

157 Vgl. Heller/Heimerl 2007, S. 484.

eine inadäquate Nahrungs- und Flüssigkeitszufuhr bei Sterbenden eine schwere Belastung darstellt.[158]

Dennoch ist die Entscheidung in jedem Einzelfall zu treffen und meist ist sie nicht eindeutig. Was sie besonders erschwert ist die Tatsache, dass es so schwierig ist, einzuschätzen, ob sich ein Demenzerkrankter bereits im Sterben befindet oder nicht.

Für Angehörige ist dies oft eine sehr schwierige Situation, die mit vielen Sorgen und Schuldgefühlen einhergeht, fühlen sie sich doch gerade für den Bereich Ernährung verantwortlich. Sie haben Angst, ihren Sterbenden verhungern und verdursten zu lassen. Die Angehörigen brauchen in dieser Situation kompetente Gesprächspartner, die mit ihnen gemeinsam die Entscheidung fällen und mit tragen. Einfühlsame Gespräche sind nötig, in denen vermittelt wird, dass Hunger und Durst immer gestillt werden, dies aber nicht mit künstlicher Ernährung oder dem Zuführen einer bestimmten Kalorienmenge verbunden sein muss.

Das Legen einer PEG-Sonde bedeutet einen massiven Eingriff und bringt für den Betroffenen Einschränkungen mit sich. Demenzerkrankte tolerieren die Sonde oft nicht. In die Entscheidungsfindung sollte einfließen, dass Essen immer auch soziale Komponenten hat. Mit einer PEG-Sonde erhält der Patient zwar eine ausreichende Nahrungsmenge eingeflößt, wesentlich wertvoller im Sinne von Lebensqualität kann aber die Zuwendung und soziale Integration sein, die durch das Anreichen von Nahrung zum Tragen kommt. Hier wird ein weiterer Aspekt der Ernährungsfrage deutlich. Wo das Pflegepersonal aufgrund enger Zeitpläne keine Möglichkeit hat, sich dem Tempo und dem Rhythmus der demenzkranken Person anzupassen, kann die PEG-Sonde eine zeitökonomische Alternative zum Essenreichen sein. Dies sollte aber dann ehrlicherweise auch so benannt werden. Mit einer Entscheidung im Sinne des Patienten hat das nichts zu tun.

Besteht eine Unsicherheit darüber, wie sich der Zustand insgesamt weiterentwickelt, kann das Legen einer Sonde durchaus berechtigt sein. Fängt der Patient dann wieder an zu essen, wird sie nicht mehr weiter verwendet. Möglich ist auch, parallel zur Sondenernährung Essen und Trinken weiter anzubieten, denn Essen ist für viele Menschen ein wichtiger Faktor der Lebensqualität.[159]

---

158 Vgl. Kolb 2010, S. 50 f.

159 Vgl. Schragel 2008, S. 61.

Zu fragen ist auch, wer unter der Nahrungskarenz leidet. In der Regel sind es nicht die Sterbenden, die intuitiv das für sie Richtige tun, sondern die Angehörigen, die auf diese Weise mit dem Sterben und Abschied nehmen konfrontiert werden. Ihre Trauer zuzulassen und ihnen dafür Raum zu geben, kann wichtig sein und ihnen helfen, ihre Entscheidung im Sinne des Sterbenden zu treffen.

### 3.7.2 Antibiotika-Behandlung

Eine weitere ethische Entscheidungsfrage ist die nach der Behandlung akuter Infektionen, insbesondere der Atemwege. Durch die nachlassende Fähigkeit zu schlucken, sind Aspirationspneumonien bei Demenzkranken häufig anzutreffen. Orale Antibiotika können oft nicht mehr geschluckt werden, sodass die Alternativen in der intravenösen Antibiotika-Therapie oder der palliativen Versorgung bestehen. Falls diese Frage nicht zu einem früheren Zeitpunkt besprochen und entschieden wurde, gilt es auch hier, eine Entscheidung im Sinne des Patienten zu fällen. Früher wurde die Pneumonie der Freund der Alten bezeichnet. Es galt als gnädiger Tod, an einer Lungenentzündung zu sterben. Tatsächlich ist dies auch heute noch die häufigste Todesursache bei Demenzerkrankten. Eine kurativ ausgerichtete Antibiotika-Therapie kann mit belastenden Nebenwirkungen einhergehen und macht oft eine Klinikeinweisung unumgänglich, da die Altenpflegeeinrichtungen nicht mit den entsprechenden Voraussetzungen und Befugnissen ausgestattet sind. Die Überlebensrate durch klinische Behandlung mit Antibiotikatherapie ist nicht höher als bei palliativer Behandlung der Symptome. So gilt auch hier wieder Belastungen und Nutzen gegen einander abzuwägen.[160]

### 3.7.3 Klinikeinweisung

Eine weitere Entscheidung betrifft den Umgang mit akut eintretenden Krisen.

In der häuslichen Versorgung kann die schleichende Verschlechterung des Krankheitszustands oft noch bewältigt werden, Akutsituationen verunsichern hingegen die pflegenden Angehörigen sehr. Die Schwierigkeit besteht in der Einschätzung der Frage, ob eine Klinikeinweisung sinnvoll ist oder eher zur Verschlechterung des Zustands beiträgt. Denn gerade für demente Menschen stellt eine Klinikeinweisung eine enorme Belastung dar. Akutkrankenhäuser sind nicht auf die

---

160 Vgl. Müller 2006, S. 29.

Belange Demenzerkrankter eingerichtet. Ein straffer Zeitplan, begrenzte Möglichkeiten der Interaktion, viel wechselndes Personal, die neue ungewohnte Umgebung und ein Mangel an geriatrischer Fachkompetenz führen dazu, dass die Demenzerkrankten oft mit einer Verschlechterung ihres Zustands aus der Klinik zurück kommen.[161] So bringen Klinikeinweisungen am Lebensende in der Regel nicht den gewünschten Effekt. Sie stellen für Demenzkranke in der Sterbephase eine große Verunsicherung dar, die wenn irgend möglich vermieden werden sollte.

## 3.8 Nicht-medikamentöse Interventionen

Die Notwendigkeit wirksamer medikamentöser Behandlung in der palliativen Versorgung von sterbenden Demenzkranken wurde weiter oben erörtert und steht nicht in Frage. Sie wird ergänzt um die Möglichkeiten der nicht-medikamentösen Interventionen, die dem Anspruch Rechnung tragen, den Menschen in all seinen Bedürfnissen und Beschwerden ernst zu nehmen, zu begleiten und zu unterstützen.

Zu den nicht-medikamentösen Interventionen zählt Wißmann[162] Massage, Berührung und vergleichbare Anwendungen, Aromatherapie, Musik, sowie Tanz- und Bewegungstherapie. Seine Recherche von Forschungsergebnissen zeigt insgesamt eine nur schmale Datenbasis zur Wirksamkeit dieser Interventionen. Dies hängt, wie schon beim allgemeinen Überblick über den Forschungsstand zum Thema Sterben und Demenz, mit dem Umstand zusammen, dass Untersuchungen in diesem Bereich oft nicht den strengen methodenbezogenen Qualitätskriterien entsprechen. Auch gibt es nur wenige Studien, die sich ausdrücklich mit den fortgeschrittenen Stadien von Demenz befassen. So werden positive Effekte zwar häufig beschrieben, in der Regel jedoch mit der eigenen Praxiserfahrung begründet. Wirklich nachgewiesen werden konnten für den Bereich der Berührungen nur die Effekte von zwei bestimmten Maßnahmen: der von Handmassagen, die zur sofortigen Reduktion von agitiertem Verhalten führten und der von Berührungen als Ergänzung zu verbaler Ermutigung zur Nahrungsaufnahme. Bezüglich Aromatherapie konnte eine Verstärkung der Wirkung von Massagen durch die Anwendung von Duftölen belegt werden. Die größten Effekte zeigten sich dabei in der Reduzierung von motorischer Unruhe. So kann die Aromatherapie vor dem Hintergrund dieser Studie manchmal eine Alternative zur pharmakologischen Behandlung

161 Vgl. Pleschberger 2007, S. 496.

162 Vgl. Wißmann 2007b, 22 ff.

darstellen. Musik gilt als wirkungsvolles Mittel, Zugang zu demenzerkrankten Menschen zu schaffen, die auf verbale Kommunikation nicht mehr ansprechen. Hierzu gibt es eine vergleichsweise große Zahl an Forschungsergebnissen. Allerdings wird in den vorliegenden Studien kaum nach Schweregraden der Demenz differenziert, sodass keine fundierten Aussagen für die letzte Lebensphase gemacht werden können. Eine Studie sieht den Haupteffekt in der musiktherapeutischen Unterstützung der Angehörigen. Die Musik, das gemeinsame Singen, die Auswahl der Lieder schafft eine aktive Beteiligung an den letzten Lebensstunden des sterbenden Angehörigen. Die Musik bringt hier in Kontakt und hilft, Abschied zu nehmen. In einigen Einrichtungen wurde Musiktherapie implementiert mit dem Ziel, einerseits Menschen zu erreichen, die sich in ihrer letzten Lebensphase in sich zurückziehen und andererseits das Sterben in der Einrichtung zu erleichtern. Die Evaluation dieses Projekts zeigte mehrere qualitativ beschreibbare und messbare Ergebnisse[163]: die Bewohner waren offener für ihre Umwelt, selbstbewusster, fröhlicher und zeigten weniger ängstliches und aggressives Verhalten. Zudem bewirkte die Musik insgesamt ein angenehmeres Arbeits- und Betreuungsklima.

Gerade in der Begleitung demenziell erkrankter Sterbender wird vermutet, dass musiktherapeutisch unterstützte Sterbebegleitung wirksamer ist als der Einsatz verbaler Mittel wie Erinnerungsarbeit. Auch diese Ergebnisse genügen nicht streng wissenschaftlichen Kriterien, geben aber dennoch Impulse für die Praxis und Anregungen für weitere Forschungsarbeiten.

Die Tanz- und Bewegungstherapie bei Menschen mit schwerer Demenz und sterbenden Demenzkranken versteht sich als ganzheitlicher Gruppenprozess, der Körperwahrnehmung, Empfindungen und Gefühle, spirituelle und psychologische Bedürfnisse ansprechen will. Der Ansatz bezieht sich auf das Konzept der Personzentrierten Pflege nach Kitwood[164] und soll den Körper und die Seele des Menschen bewegen, sodass existenzielle Fragen nach Leben und Tod erfahrbar werden. Auch bei diesem Ansatz erfolgt der Wirksamkeitsbeleg über Erfahrungsaussagen von Angehörigen und Pflegenden.

Wißmann zeigt den weiteren Forschungsbedarf auf im Hinblick auf die spezifische Zielgruppe sterbende Demenzkranke, hinterfragt aber

---

163 Vgl. BMFSFJ 2004.

164 Vgl. Kapitel 3.3.2.

gleichzeitig auch die Ausrichtung und Gestaltung solcher Forschungsvorhaben.[165]

Auch wenn die Forschungsergebnisse wissenschaftlich angreifbar sind, werden die in diesem Kapitel beschriebenen Interventionen doch in der Praxis eingesetzt und zeigen große Wirksamkeit, gerade in der Begleitung sterbender demenzerkrankter Menschen. Im Konzept der Basalen Stimulation finden sie breite Anwendung in der Pflege und Betreuung.

## 3.9 Spirituelle Pflege

Die Begleitung sterbender Menschen wird in der Regel in vier Dimensionen, denen auch die Grundbedürfnisse der Sterbenden zugeordnet werden, beschrieben, von denen als vierte die spirituelle Dimension genannt wird[166]. Hier wird das Bedürfnis aufgeführt, das eigene Leben als sinnvoll sehen zu können, es rückblickend zu bilanzieren und zum Ende hin zu „runden". Fragen nach dem was kommt, wenn man nun stirbt, nach dem was von einem bleibt, nach dem Sinn des eigenen gelebten Lebens, nach der Erfüllung der persönlichen Lebensziele werden unter dem Begriff der Spiritualität[167] gefasst. Durch die nachlassenden kognitiven Fähigkeiten wird Demenzerkrankten eine Lebensbilanzierung mit Fortschreiten der Erkrankung immer weniger möglich. Dass auch sie spirituelle Bedürfnisse haben können, wird daher häufig außer Acht gelassen. Es verwundert nicht, dass gerade im Bereich Spiritualität in der Begleitung sterbender Demenzkranker kaum Forschungen vorliegen.[168]

Um die Bedeutung der Spiritualität für Demenzerkrankte fassen zu können, ist es notwendig, den Blick zu erweitern und die Spiritualität nicht als rein kognitiv zugängliches Phänomen zu betrachten.

---

165 Vgl. Wißmann 2007, S. 22 ff.

166 Vgl. Konzept „Total Pain" in Kapitel 2.5.4.

167 Die Deutsche Gesellschaft für Palliativmedizin definiert Spiritualität 2007 folgendermaßen: „Unter Spiritualität kann die innere Einstellung, der innere Geist wie auch das persönliche Suchen nach Sinngebung eines Menschen verstanden werden, mit dem er versucht, Erfahrungen des Lebens und insbesondere auch existenziellen Bedrohungen zu begegnen." (zitiert nach Lamp 2010, S. 79)

168 Vgl. Radzey 2006, S. 11, Lamp 2010b, S. 79.

Die verschiedenen Autoren[169] gehen in ihren Definitionen des Begriffs in der Regel vom ursprünglichen Wortstamm „spiritus" (lat.: Geist) aus und sehen in der Spiritualität die geistige Dimension des Menschen, die über die alltägliche Erfahrungsebene hinausweist. Es geht also nicht (nur) um kirchliche oder konfessionelle Religiosität, sondern um die Frage der Deutung des eigenen Lebens und seine Einbettung in einen größeren Gesamtkontext. Der Begriff Spiritualität ist sehr weit gefasst und kann alles umfassen, was einem Menschen Zugang schafft zu seinen geistigen Innenwelten oder dem, was ihm „heilig" ist. Viele Menschen bekennen sich zu einer Art von Verbindung mit etwas Höherem, ohne sich einer Religion oder einem Glauben zugehörig zu fühlen.

Erhard Weiher sieht die Spiritualität als ein zentrales Moment menschlicher Existenz, mit Hilfe derer Menschen Krankheit, Tod und Trauer bewältigen. Sie kommt nicht erst am Ende des Lebens zum Tragen, sondern zeigt sich in seinen „körperlichen, intellektuellen, psychischen und sozialen Lebensäußerungen (...) als innerster Werte- und Beweggrund"[170]. Spiritualität ist demnach kein Randgebiet des Lebens, sondern dem Selbstverständnis einverwoben und eine wichtige Ressource.[171] Dem entsprechend wird Spiritualität in der palliativen Versorgung auch nicht als eine Art „Wahlleistung" gesehen, die je nach Bedarf und Möglichkeiten erbracht werden kann, sondern sie wird als elementarer Bestandteil der Begleitung Sterbender gefordert. Andreas und Birgit Heller[172] betonen dem gegenüber die Zurückhaltung vor der Missionierung am Sterbebett. Jedem Menschen spirituelle Bedürfnisse zu unterstellen, kann leicht dazu führen, dass Sterbende vereinnahmt werden. Sie weisen auch darauf hin, dass es zunächst in der Verantwortung der Betroffenen selbst liegt, zu entscheiden, womit sie sich in ihrer letzten Lebensphase auseinander setzen.

So ist auch – und vielleicht gerade - in diesem Bereich eine große Sensibilität nötig, um die individuellen spirituellen Bedürfnisse demenzerkrankter Sterbender wahrzunehmen, zu verstehen und zu beantworten. Es gilt, herauszufinden, was der Betreffende wünscht und was ihm gut tut. Dabei sollte die gleiche Sorgfalt walten, wie bei der Erhebung anderer Bedürfnisse.

---

169 Vgl. Heller/Heller 2009 S. 9, Lamp 2010b, S. 79.

170 Weiher 2007, S. 438.

171 Vgl. Weiher 2002, S. 9.

172 Vgl. Heller/Heller 2009 S. 9.

Spirituelle Begleitung ist wie jede Begleitung ein Beziehungsgeschehen, das Vertrauen und Begegnung auf Augenhöhe voraussetzt. Nicht immer sind die Sterbenden die Bedürftigen. In ihrer Art des Umgangs mit ihrer Lebenssituation können sie den Begleitern Vorbild sein und Halt geben. Geben und Nehmen sind Elemente auf beiden Seiten der Beziehung.[173] So ist nicht außer Acht zu lassen, dass die Spiritualität des Begleiters und seine eigene Haltung zu Fragen des Lebens und Sterbens in die Begleitung einfließt, wenn er sich als authentisches Gegenüber einlässt. Die Balance zu finden zwischen übereifrigen religiös-spirituellen Angeboten, die vielleicht mehr den eigenen Bedürfnissen entsprechen, und übergroßer Zurückhaltung aus Sorge, dem Anderen zu nahe zu treten, ist gerade in diesem Bereich eine große Kunst.

Demenzerkrankte können in der Spiritualität Halt und Geborgenheit finden, besonders wenn sie in früheren Zeiten darin verwurzelt waren. Da in religiösen Zeremonien mit Symbolen, Ritualen und Wiederholungen gearbeitet wird, sind dies vertraute Abläufe, die das Gefühl von Sicherheit stärken, wenn sie dem Dementen bekannt sind. Manche Geistliche legen bewusst den Talar an, wenn sie zu einem Demenzkranken gehen, um ihm über dieses visuelle Symbol ein erfahrungs- oder gefühlsmäßiges Wiedererkennen zu ermöglichen. Hierfür ist biographisches Wissen über die religiöse Einbettung des Demenzerkrankten hilfreich[174]. Vielen älteren evangelischen Christen ist z.B. der Psalm 23 vertraut, weil er in frühester Kindheit gelernt wurde als Text, der sie durch das Leben begleitet hat. Auch das „Vater unser" ist ein Gebet, das oft selbst dann noch mit gebetet oder mit einem „Amen" bestätigt wird, wenn Menschen ansonsten überhaupt nicht mehr sprechen.

Durch die Verbindung mit Musik werden die Demenzerkrankten unmittelbar auf der Ebene der Emotionen berührt. Manchmal stimmen sie in Choräle oder andere Lieder ein und überraschen die Begleiter, wenn sie sämtliche Verse textsicher singen. Taizé-Gesänge mit ihren schlichten Melodien und häufigen Wiederholungen können sich beruhigend und wohltuend auf Demenzkranke in schwersten Stadien auswirken.[175] Allerdings ist auch hier wieder zu betonen, dass dies nicht für alle Menschen gilt und keinesfalls rezeptartig angewendet werden sollte. Das gleiche gilt für rituelle Handlungen wie Segnung, Salbung,

---

173 Vgl. Heller/Heller 2009, S. 9.

174 Vgl. Kostrzewa 2009, S. 33.

175 Vgl. Lärm 2001, S. 11.

oder das Bezeichnen von Handfläche oder Stirn mit dem Kreuz. Je nachdem, welche biographischen Erfahrungen mit religiösen Riten gemacht wurden, können diese eine Quelle heilsamer, Geborgenheit vermittelnder Kraft sein oder Angst und Unruhe auslösen, wenn sie mit negativen Assoziationen oder gar traumatischen Erfahrungen verknüpft sind.

Spiritualität ist ein dynamisches, mehrdimensionales Konstrukt, das sehr individuell betrachtet werden muss. Ob ein demenzkranker Mensch spirituelle Bedürfnisse hat, worauf diese gerichtet sind und wie sie sich äußern, bedarf des aufmerksamen Erkennens. Nicht umsonst beruht Palliative Care auf der interdisziplinären Zusammenarbeit der verschiedenen Professionen. So müssen sich die Pflegenden nicht für alles zuständig fühlen. Seelsorgende können einbezogen werden und haben die Möglichkeit auf diesem Gebiet ihre Kompetenzen weiterzuentwickeln. Das schließt nicht aus, dass die eigentliche spirituelle Begleitung im alltäglichen Miteinander, quasi nebenbei, geschieht. Im Grunde kann in jeder Aussage eines Menschen auch eine religiöse Botschaft enthalten sein, die sich erschließt, wenn ein Gegenüber sie hört[176]. Die Einbeziehung von Seelsorgern kann aber zusätzliche Türen öffnen, die nicht aufgrund einer Demenzerkrankung verschlossen bleiben sollten.[177]

Das Konzept „Total Pain" sagt, dass Schmerz verschiedene Komponenten hat und dass spirituelle Begleitung dazu beitragen kann, selbst körperliche Schmerzen zu lindern. Dementsprechend gelten religiöse pflegebedürftige Menschen als konsensbereiter, belastbarer und zufriedener. Dies sollte nicht dazu verleiten, Spiritualität zu standardisieren und nutzbar zu machen. Sie rührt an etwas im Menschen, das ihm als inneres Geheimnis wichtig und wertvoll ist und nicht instrumentalisiert werden sollte.[178]

## 3.10 Konzept der Pflegeoase

Das Konzept der Pflegeoase richtet sich an Menschen in fortgeschrittenen Stadien einer Demenzerkrankung, die nicht mehr verbal kommunizieren können und in ihrer Bewegungsfähigkeit stark eingeschränkt sind, bis hin zur Bettlägerigkeit. Ziel ist es, Lebensqualität zu erhalten, indem auf ihre Bedürfnisse eingegangen wird. Kernidee der Pflegeoase

---

176 Vgl. Weiher 2007, S. 441.

177 Vgl. Lamp 2010b, S. 81.

178 Vgl. Heller/Heller 2009, S. 11.

ist, soziale Teilhabe und Nähe zu anderen Menschen zu ermöglichen, was insbesondere durch die Art der Raumgestaltung und durch kontinuierliche Präsenz von Pflegekräften gewährleistet wird.

Das Oasen-Konzept wurde erstmals 1998 in der Schweiz im Haus Sonnweid entwickelt. Dem lag zugrunde, dass Menschen mit Demenzerkrankung sich nicht etwa zurückzogen, sondern trotz eingeschränkter Mobilität Gemeinschaft suchten.[179] In Pflegeoasen werden 6-7 Personen betreut Im Durchschnitt steht eine Pflegeperson für drei Bewohner zur Verfügung. Die Umgebung ist sinnesanregend gestaltet.

Inzwischen gibt es verschiedene Ansätze von Pflegeoasen. Manche setzen das Betreuungskonzept nur tagsüber um, während die Bewohner die Nacht in Einzel- oder Doppelzimmern verbringen. Auch die Bezeichnungen unterscheiden sich (Oase, Paradies, Insel, Refugium). Gemeinsame Grundlage der Konzepte ist bei allen Unterschieden

- die besondere Gestaltung des Nahbereichs in der Raumgestaltung,
- die Zugehörigkeit zu einer überschaubaren Gemeinschaft,
- die kontinuierliche Begleitung durch die Präsenz von Bezugspersonen,
- pflegerische Interventionen der palliativer Pflege und Basalen Stimulation.[180]

Die Pflegeoase als Betreuungskonzept wurde zunächst kritisch betrachtet und kontrovers diskutiert. Der Verdacht bestand, sie könnte als Billiglösung verstanden werden und Einsparpotenzial zu Lasten der Bewohner bieten. Das Konzept entstand aus der Praxis heraus, es liegt wenig wissenschaftlich abgesichertes Wissen zu diesem Thema vor, Evaluationsstudien sind aber im Gange. Inzwischen ist die Pflegeoase ein aktuell relevantes Thema. Auch das Kuratorim Deutsche Altershilfe bezieht Stellung dazu. Pflegeexpertinnen haben gemeinsam mit einem Architektenteam das Konzept der „Qualitätsgeleiteten Pflegeoase" entwickelt, das im April 2009 auf einem Fachtag in Köln der Öffentlichkeit vorgestellt wurde: Den Menschen soll soziale Teilhabe und Nähe zu anderen ermöglicht werden, gleichzeitig aber auch die Möglichkeit zu Rückzug in ein eigenes Zimmer erhalten bleiben. Dieser doppelte Anspruch wird realisiert durch die kreisförmig um einen zentralen Gemeinschafts- und Küchenbereich angeordneten Einzel-

---

179 Interviews, die im Zusammenhang mit der Implementierung der Hospizkultur in die Einrichtungen der Stiftung Evangelisches Krankenhaus Düsseldorf geführt wurden, ergaben, dass Einzelzimmer überwiegend abgelehnt wurden aus Angst vor Kontakteinschränkung und Einsamkeit (vgl. Lilie 2004, S. 48).

180 Vgl. Rutenkröger/Kuhn 2008, S. 11 ff.

zimmer mit zweiflügeligen Türen, die weit geöffnet werden können. Doch auch hier gehört zur Pflegeoase nicht allein das Raumkonzept. Bewegung, zumindest passive Auf- und Abbewegungen, Raumlageveränderungen und Alltagsbewegungen, die in den Pflegealltag integriert werden können, sollen so genannten „Liegepathologien“ entgegenwirken. Menschen, die keine Bewegung mehr erfahren, verlieren die Orientierung in sich, erleben Angst und Unsicherheit. Als dritter Bestandteil gehört das Personalkonzept zur „Qualitätsgeleiteten Pflegeoase“. Es besteht im Wesentlichen in der Zusammenarbeit von Alltagsbegleiterinnen, Pflegefachkräften mit Zusatzausbildungen z.B. in Palliative Care oder Basaler Stimulation, sowie zusätzlichen Mitarbeitenden, wie Betreuungskräften nach § 87 b SGB XI Praktikanten und ehrenamtlich Engagierten.[181]

Der Demenz Support Stuttgart stellt in seiner Dokumentation innovativer Betreuungskonzepte für Demenzkranke in fortgeschrittenen Stadien die Pflegeoase des Heiliggeiststifts in Freiburg vor. Hier gibt es seit 2004 eine „Oase“ für drei bettlägerige an Demenz erkrankte Menschen. Neben der Geborgenheit vermittelnden Raumausstattung zeichnet sich der Bereich durch erhöhte Präsenz von zusätzlich in Basaler Stimulation geschultem Pflegepersonal aus. Eine spezielle Besonderheit dieser Oase ist der Einsatz von Klangschalentherapie. Die Angehörigen werden bewusst in die Betreuung eingebunden, eine kleine Gruppe Ehrenamtlicher ermöglicht eine ständige Präsenz im Oasenbereich.[182]

---

181 Pro Alter 2009.

182 Pflegeheim Heiliggeiststift 2008, S. 28.

# 4 Rahmenbedingungen für die Sterbebegleitung bei Demenzerkrankten

„Überall da, wo gestorben wird, kann Hospizlichkeit gelebt werden: in Krankenhäusern und Altenheimen, in Pflegeeinrichtungen und zu Hause“[183].

Dieses Kapitel befasst sich mit der Frage nach den gesellschaftlichen, institutionellen und individuell-persönlichen Voraussetzungen für die Sterbebegleitung bei Dementen. Wie stellt sich die derzeitige Situation dar und welche Rahmenbedingungen können auf Makro-, Meso- und Mikroebene geschaffen werden, damit die oben vorgestellten Konzepte umgesetzt werden und den Betroffenen zu Gute kommen?

## 4.1 Versorgung zu Hause

„Das Hospiz ist nur die zweitbeste Möglichkeit“, war die Überzeugung von Cicely Saunders[184]. Die weit überwiegende Mehrheit der Menschen in Deutschland (80%) möchte zu Hause sterben und die Hospizbewegung will dies seit jeher unterstützen und ermöglichen.

„Zu Hause“ bedeutet keineswegs zwangsläufig „in den eigenen vier Wänden“. Zu Hause kann als Metapher gelten für die Geborgenheit in der Familie, für vertraute Umgebung, für einen Ort, an dem der Mensch für sich eigene Entscheidungen treffen kann. So kann das zu Hause auch die Wohnung der Tochter sein oder das Zimmer im Pflegeheim, in dem ein Mensch über Jahre hinweg gelebt hat.[185]

Dem weit verbreiteten Wunsch zu Hause zu sterben steht gegenüber, dass dies nur bei etwa 20% der Menschen der Fall ist. Etwa 80% der Deutschen sterben in Institutionen, davon ca. 70% im Krankenhaus und 20-30% in Altenpflegeheimen[186]. Und obwohl über 70% der Demenzerkrankten zu Hause gepflegt werden, sterben die allermeisten von ihnen in stationären Altenpflegeeinrichtungen.

Wie ist diese Diskrepanz zu erklären? Was bewegt die Menschen, ihre pflegebedürftigen Angehörigen am Ende doch in ein Heim überzusie-

183 Lamp 2001, S. 18.

184 Vgl. Heller/Heimerl 2007, S. 478.

185 Vgl. Heller/Heimerl 2007, S. 483.

186 Vgl. Kostrzewa 2009, S. 26.

deln oder am Lebensende noch in eine Klinik einweisen zu lassen? Denn meist entscheiden dies nicht mehr die Betroffenen selbst.

### 4.1.1 Versorgung zu Hause – und ihre Grenzen

Es gibt gute Gründe, die zur Entscheidung für eine Einrichtung führen:

- Die Organisationen geben Sicherheit. Die Angehörigen fühlen sich oft entlastet, wenn sie die Verantwortung für ihren Sterbenden abgeben können an Personen bzw. Institutionen, denen sie die entsprechende Kompetenz zuschreiben.
- Die Organisationen vereinfachen die komplexe Situation der Versorgungsbedürftigkeit. Hier ist alles strukturell schon geregelt, was zu Hause erst aufwändig organisiert werden müsste.
- In den Organisationen ist das Sterben entpersonalisiert und entemotionalisiert. Die eigene Unsicherheit im Umgang mit Sterben und Tod findet hier einen professionellen Rahmen, der Stabilität verleiht.
- Und nicht zu letzt können die Angehörigen sich darauf verlassen, dass hier alles, was möglich ist, für ihren Sterbenden getan wird. Sie können sich auf diese Weise von der schwerwiegenden Frage entlasten, ob sie wirklich getan haben, was in ihrer Macht stand und nichts versäumt haben.[187]

Wie muss man sich die Situation der ambulanten Versorgung von Demenzkranken vorstellen? Was sind die besonderen Belastungen und wie kann diesen begegnet werden? Welche Hilfe- und Unterstützungsangebote stehen zur Verfügung? Wo bestehen Lücken und offene Bedarfe? Und wie kann ein möglichst hohes Maß an Selbstbestimmung für die Sterbenden und ihre Angehörigen gewährleistet werden?

### 4.1.2 Situation der Pflege zu Hause

Die Versorgung sterbender Demenzerkrankter zu Hause ist für die Angehörigen eine große Herausforderung. Der Wunsch des Betroffenen, zu Hause bleiben zu können, ist oft die Hauptmotivation für die Angehörigen, die Pflege im häuslichen Bereich zu ermöglichen. Der Alltag verändert sich dadurch grundlegend, nicht nur für die - meist weibliche - Hauptpflegeperson, sondern für die ganze Familie. Neben den vielfältigen Aufgaben rund um die Versorgung des Kranken muss der eigene Alltag, zumindest in Teilen, aufrechterhalten werden. Ex-

---

187 Vgl. Heller/Heimerl 2007, S. 481 f.

treme Einschränkung im eigenen Tagesablauf, mangelnde Zeit für soziale Kontakte, finanzielle Einbußen durch Aufgabe der Berufstätigkeit und zusätzliche Kosten durch die Versorgung sind nur einige belastende Faktoren. Pflege ist zudem eine körperlich anstrengende Tätigkeit und die pflegenden Frauen sind oft selbst schon höheren Alters. Doch Angehörige sind nicht nur Leistungserbringer. Hinzu kommt der nahende, schon von Trauer geprägte Abschied von der zu pflegenden Person, möglicherweise damit auch unbewusste Erinnerungen an frühere Verlusterfahrungen, und nicht zuletzt die Konfrontation mit der eigenen Endlichkeit. Neben all dem müssen die Angehörigen sich ständig an die wechselnden Situationen und Veränderungen anpassen, die der progrediente Krankheitsverlauf mit sich bringt. Nicht selten ist die Unabsehbarkeit, wie lang die Pflegebedürftigkeit bestehen wird eine große Strapaze, da man nie weiß, worauf man sich einzustellen hat. Oft sind auch die räumlichen Gegebenheiten zu Hause nicht geeignet für die Pflegesituation, was eine zusätzliche Belastung für die mitbetroffene Familie darstellt. Außerdem kennen viele Angehörige mögliche Entlastungsangebote, wie Tages-, Kurzzeit- oder Verhinderungspflege nicht.

Trotz aller Belastungen hat die häusliche Pflege auch viele positive Seiten. So bewerten die meisten Angehörigen ihre Entscheidung für die Pflege zu Hause rückblickend als richtig und gut. Sie gewinnen Trost aus der Gewissheit, alles für den sterbenden Angehörigen getan zu haben, was in ihren Kräften stand. Und sie sind froh, den Wunsch zu Hause zu sterben - oder doch zumindest so lang als möglich daheim bleiben zu können - ermöglicht zu haben. Es ist empirisch belegt, dass pflegende Angehörige mit ihrer Tätigkeit zufrieden sind, und selbst das Gefühl haben, sich dadurch weiterentwickelt zu haben.[188]

### 4.1.3 Über das Sterben sprechen

Mit dem Eintritt in die Sterbephase gelten lebensverlängernde Maßnahmen nicht mehr als angebracht. Palliative, lindernde Behandlung und Pflege, die sich an der Lebensqualität des Sterbenden orientiert, ist invasiven Maßnahmen vorzuziehen. Die Angehörigen sind immer wieder mit ethischen Entscheidungen konfrontiert, die sie stellvertretend für ihren dementen Angehörigen fällen müssen[189]. Doch befindet sich der Demenzkranke bereits in der Sterbephase? Diese Frage lässt sich, wie oben ausgeführt nicht immer eindeutig beantworten. Ange-

---

188 Vgl. Pleschberger 2007, S. 495.

189 Vgl. Kapitel 4.7.

hörige an dieser Stelle mit der Verantwortung nicht allein zu lassen, sondern in Gesprächen bzw. ethischen Fallbesprechungen die Situation gemeinsam einzuschätzen und zu einer möglichst von allen getragenen Entscheidung zu gelangen, die die unterschiedlichen Blickwinkel berücksichtigt, entlastet sie.

Die professionellen Helfer können die Angehörigen in diesen Fragen nur unterstützen, wenn eine offene Kommunikation[190] über das Sterben erfolgt. Die Angehörigen sind angewiesen auf Informationen und auf die Einschätzung erfahrener Professioneller. Andererseits brauchen Angehörige auch Beratung, die sich an ihren Bedürfnissen, Wünschen und Anliegen orientiert und die professionelle Einschätzung nicht per se als einzig richtige präsentiert. Die professionellen Kräfte brauchen an dieser Stelle ein hohes Maß an eigenem Reflexionsvermögen, da sie gegenüber den Angehörigen leicht in eine dominante Position geraten, in der diese ihnen die Entscheidungskompetenzen abtreten oder sich – um nichts falsch zu machen – deren Meinung anschließen. Das Mäeutische Konzept[191] kann hier seine Wirkung entfalten. Verstehen sich die professionellen Kräfte als „Geburtshelfer" der eigenen Wahrheit der Angehörigen, so können sie ihnen in Abwägungs- und Entscheidungsprozessen durch kompetente Gesprächsführung helfen, das für sie innerlich als richtig und stimmig Empfundene herauszufinden und sie ermutigen, dieser „Wahrheit" zu folgen.

Hier sind auch Angehörigengruppen hilfreich. In ihnen treffen sich pflegende Angehörige demenzkranker Menschen, um sich über ihre Erfahrungen auszutauschen. Im Hören, was andere erlebt haben oder wie sie bestimmte Schwierigkeiten meistern können Anregungen für die eigene Pflegesituation gewonnen werden, ohne dass man sich bevormundet fühlt. Durch das eigene Erzählen wird bewusst, wie viel Erfahrung man selbst hat und welche Kompetenzen dadurch erworben werden konnten. Die gegenseitige Ermutigung und Unterstützung ist für viele Angehörige durch nichts zu ersetzen.

---

190 Hier zeigt sich ganz praktisch, was Glaser/Strauss 1995 mit den verschiedenen Bewusstseinskontexten (Kapitel 2.1) beschrieben haben.

191 Vgl. Kapitel 3.3.6.

### 4.1.4 Bedarfe und Lücken in der Versorgung

Damit Menschen zu Hause sterben können, ist eine Grundvoraussetzung, dass es Angehörige[192] gibt, die mit ihnen in derselben Wohnung oder zumindest in unmittelbarer Nähe leben. Bei den derzeitigen gesellschaftlichen Entwicklungen ist von daher fraglich, ob zukünftig überhaupt davon ausgegangen werden kann, dass Menschen zu Hause sterben. In der weit überwiegenden Mehrheit der Fälle (85%) sind es Frauen, die die Versorgung pflegebedürftiger Angehöriger übernehmen, und zwar in erster Linie die Ehefrau, an zweiter Stelle Töchter und Schwiegertöchter[193]. Die Berufstätigkeit der Frauen steht aber im Widerspruch zur vollzeitlichen Pflege und Versorgung von Sterbenden. Das Postulat der Mobilität führt zu großen räumlichen Distanzen zwischen Familienangehörigen und die generelle Instabilität familialer Bindungen trägt ihren Teil bei zur Vereinzelung von (alten) Menschen. Soll der Grundsatz „ambulant vor stationär" beibehalten werden und der Wunsch der Menschen, zu Hause zu sterben berücksichtigt werden, wird dies von den sozialen Netzwerken abhängen, die Menschen um sich haben.

Ohne ein Netz von Helfern ist die Pflege auch von Angehörigen kaum zu bewältigen. Oft scheitern häusliche Pflegesituationen an den Nächten, in denen die Versorgung des Sterbenden nicht gewährleistet werden kann, weil es keine finanzierbaren und qualitätvollen Lösungen für Situationen gibt, in denen die Kräfte der pflegenden Angehörigen erschöpft sind. Hier stehen noch Versorgungsstrukturen aus, für die vom Gesetzgeber rechtliche Grundlagen geschaffen werden müssen.

Alzheimer Europe beauftragte 2007 eine Arbeitsgruppe aus Mitgliedern verschiedener Berufsgruppen, länderübergreifend die Pflege und Betreuung von Demenzerkrankten am Lebensende zu untersuchen und Richtlinien dafür zu erarbeiten. In diesen Leitlinien wird über die bereits genannten Bedarfe hinaus gefordert:

- Pflegende Angehörige von Demenzkranken im Endstadium sollten ein Recht auf die Bestimmung ihrer gesundheitlichen und psychosozialen Bedürfnisse haben und notwendige Unterstützung erhalten.
- Ihnen sollte kostenlose Entlastungsbetreuung und eine im Haushalt lebende Pflegekraft zur Verfügung gestellt werden.

---

192 Anmerkung: Als Angehörige gelten hier nicht nur nahe oder entfernte Familienmitglieder, sondern Menschen, die dem sterbenden Demenzkranken nahe stehen und mit ihm in einer verbindlichen Beziehung stehen.

193 Vgl. Kunstmann 2002, S. 12.

- Technische Hilfsmittel und Wohnungsanpassungen sollten erschwinglich sein.
- Die Vereinbarkeit von Pflegeaufgaben und Berufstätigkeit sollte durch Rechtsanspruch auf besondere Regelungen erleichtert werden.
- Maßnahmen sollten ergriffen werden, die gewährleisten, dass Rentenansprüche durch Pflegezeiten nicht beeinträchtigt werden.[194]

## 4.2 Implementierung einer Hospizkultur in Einrichtungen der Altenpflege

Will man ermöglichen, dass alle Menschen am Lebensende hospizliche Begleitung und palliative Versorgung erhalten, so ist es notwendig, diese Ansätze in die Einrichtungen zu bringen, in denen schwerkranke und sterbende, auch demente Menschen, betreut werden.

> „Hospize als Kristallisationskerne einer neuen Sterbekultur zeigen modellhaft, wie die Veränderung des Umgangs mit Sterben, Tod und Trauer im 21. Jahrhundert aussehen kann. Dabei geht es nicht darum, sie einfach zu vermehren. Wichtiger ist es, dass diese Idee andere Institutionen erreicht und verändert. Da auch künftig die Menschen überwiegend in Krankenhäusern und Pflegeheimen sterben werden, gilt es, den Hospizgedanken oder besser noch hospizliches Verhalten dort zu verankern"[195].

Dies entspricht dem Grundgedanken der Hospizbewegung, Menschen dort im Sterben zu begleiten, wo sie zu Hause sind. Das ist für viele alte Menschen und insbesondere für demenzerkrankte das Altenpflegeheim. Die Implementierung von Palliative Care und Hospiz in die Regelversorgung zielt darauf ab, allen Menschen einen Zugang dazu und ein Sterben in Würde zu ermöglichen.

Die Menschen sind heute zunehmend älter, wenn sie in die Altenpflegeeinrichtungen kommen, meist sind sie über 85 Jahre alt. Anlass ist oft, dass die Pflegesituation zu Hause wegen Überlastung der pflegenden Angehörigen zusammenbricht oder dass ein Krankenhausaufenthalt stattgefunden hat. So sterben 30% der Heimbewohner innerhalb der ersten drei Monate nach Einzug in die Pflegeeinrichtung, was bedeutet, dass der Heimeinzug als kritisches Ereignis im Leben eines Menschen betrachtet werden muss. Stationäre Altenpflegeeinrichtungen sind somit nicht nur Orte des Lebens sondern auch Orte des Sterbens und müssen sich daher mit dieser Thematik auseinandersetzen,

---

194 Vgl. Deutsche Alzheimer Gesellschaft 2009a.

195 Student/Mühlum/Student 2004, S. 38 f.

wollen sie angemessen damit umgehen. Es genügt nicht, dass einzelne Mitarbeiterinnen ihre Wärme und Mitmenschlichkeit sterbenden Menschen geben. Die Versorgung sterbender Menschen muss in die Dienstpläne aufgenommen und Zeit dafür eingeplant werden, sonst ist es kaum möglich, eine palliative Kultur in der Einrichtung zu etablieren.[196]

Die Versorgung Demenzerkrankter ist unter den gegebenen Bedingungen noch schwieriger. Durch den meist sehr späten Einzug ins Pflegeheim haben die Mitarbeitenden kaum noch Gelegenheit zum Demenzerkrankten eine Beziehung aufzubauen, die ihnen Einblicke in die Biographie ermöglicht. Durch die erschwerte Kommunikation bzw. die Unmöglichkeit einer verbalen Kommunikation konzentrieren sich die Pflegenden in der Folge stärker auf die somatischen Belange des zu Pflegenden. Viele Pflegende fühlen sich verunsichert, weil sie vom Demenzerkrankten nicht erfahren, was er von ihnen erwartet. Auf der anderen Seite hat der demente Bewohner aufgrund seiner Erkrankung nicht die Möglichkeit, sich auf das kritische Lebensereignis Heimeinzug vorzubereiten oder es zu verstehen, was oft dazu führt, dass die Verwirrtheit beim Einzug zunimmt.[197]

Gerade in Hinblick auf demente Heimbewohner ist eine Etablierung von Rahmenbedingungen für gelingende Sterbebegleitung in Einrichtungen besonders notwendig. Es geht hier um die Schaffung einer „prothetischen Umwelt", die den Bewohner nicht gefährdet und ihm größtmögliche Selbstbestimmung ermöglicht. Bevor gelingende Sterbebegleitung gewährleistet werden kann, muss eine einheitliche Sterbekultur in der gesamten Einrichtung etabliert werden.[198]

### 4.2.1 Voraussetzungen für die Implementierung

> „Um die hospizliche und palliative Pflege und Begleitung in Pflegeheimen dauerhaft zu implementieren, bedarf es verlässlicher Finanzierungsgrundlagen, gut ausgebildeter Mitarbeiterinnen und Mitarbeiter, die Ermöglichung und Förderung ehrenamtlicher Mitarbeit, sowie einer Haltung des Annehmens und der Wertschätzung menschlichen Lebens bis zu letzt. Es muss für alle Bewohnerinnen und Bewohner eines Pflegehei-

---

196 Vgl. Seeger 2010, S. 157.

197 Vgl. Kostrzewa 2009, S. 28 f.

198 Vgl. Kostrzewa 2009, S. 35.

> mes möglich sein, gut begleitet und umsorgt sterben zu können"[199].

In diesem Zitat der Evangelischen Kirche Deutschlands werden als Voraussetzungen für die Implementierung Finanzierung, Ausbildung der Mitarbeitenden, Ehrenamt und eine entsprechende Haltung dem Leben gegenüber benannt. Diese Grundsätze müssen für die Umsetzung konkretisiert werden:

Will man Hospizkultur und Palliative Care in Organisationen etablieren, so ist eine Grundvoraussetzung, dass dies nicht nur von einer Berufsgruppe oder von wenigen Experten befürwortet und umgesetzt wird, sondern dass sich alle an der Versorgung Beteiligten in einem berufs- und bereichsübergreifenden Prozess mit Fragen der guten Versorgung am Lebensende auseinandersetzen. Geschieht dies nicht, so ist die palliative Versorgung nicht zuverlässig zu gewährleisten, sondern bleibt vom Engagement einzelner Mitarbeiterinnen abhängig, die das strukturelle Defizit aber nicht ausgleichen können und mit innovativen Ideen an den bestehenden Strukturen, gewohnten Abläufen und Routinen und dem Alltag der Organisation scheitern. Eine Implementierung muss daher auf allen Ebenen der Organisation erfolgen und ist insbesondere von der Leitung abhängig. Mit dem eher technisch klingenden Begriff „Implementierung" ist diese Verankerung auf allen Ebenen der Organisation gemeint. Organisationen lernen auf andere Art und Weise als Einzelpersonen. Dies ist für nachhaltige Veränderungen zu berücksichtigen.

Erfolgreiches Lernen von Organisationen hat folgende Bedingungen:

- Es braucht den Willen der Leitung zur Veränderung.
- Diese muss ein Projekt initiieren, das nicht im Alltag aufgeht, sondern quer dazu einen Prozess in Gang bringt, in dem Implizites explizit gemacht wird und Neues eine Form erhalten kann.
- Dafür braucht es den Blick von Außen, es braucht Fremdheit, die hinterfragt, verstört, Gewohntes unter neuen Gesichtspunkten betrachtet.
- Es braucht die Zusammenschau der verschiedenen Perspektiven, die miteinander ins Gespräch kommen. Dieser Austausch muss organisiert und institutionalisiert werden.
- Der gesamte Prozess muss dokumentiert werden, um das neu generierte Wissen verfügbar zu machen, aufzunehmen und langfristig in die Organisation zu integrieren.

---

199 Diakonisches Werk EKD 2006, S. 562

Implementierungsprojekte sind Organisationsentwicklungsprojekte, bei denen nicht einzelne Maßnahmen in der Einrichtung eingeführt werden, sondern systematisch eine neue Kultur gefördert wird, die sich durch alle Ebenen der Organisation zieht.[200]

Die Implementierung in einer einzelnen Organisation ist nun wiederum eingebettet in die gesamtgesellschaftlichen und gesundheitspolitischen Strukturen und auf dieser (Makro-) Ebene abhängig von der Bereitstellung von Gesetzen und Rahmenvereinbarungen, Finanzierungskonzepten und einem gesellschaftlichen Auftrag, der auf kommunaler Ebene die konkrete Umsetzung unterstützt.[201]

### 4.2.2 Ansätze der Implementierung

Wie die Implementierung von statten geht, hängt davon ab, von welcher Ebene sie angestoßen wird. Handelt es sich um die Initiative eines Trägers zur Imageverbesserung oder wollen z.B. die Pflegenden ihre Arbeit befriedigender und sinnstiftender ausführen und ihren eigenen Ansprüchen mehr genügen können? Oder wollen Hospizgruppen ihre Dienste in der Einrichtung verankern? Auffallend ist, dass der Anstoß nie von den Betroffenen, den Bewohnern oder ihren Angehörigen selbst kommt. Sie sind offensichtlich nicht in der Lage, solche Aktivitäten in Gang zu setzen und somit angewiesen auf die advokatorische Unterstützung derer, die sich der Menschen und solcher Projekte annehmen.[202]

Im Folgenden werden unterschiedliche Ansätze der Implementierung dargestellt.

#### 4.2.2.1 Der Expertenwissen-Ansatz

Dieser individuumsorientierte Ansatz ist darauf ausgerichtet, Wissen, Fähigkeiten und Haltungen der Pflegenden, die die Menschen an ihrem Lebensende betreuen, zu fördern und weiterzuentwickeln. Die Pflegenden werden als Expertinnen betrachtet. Gerade in der Betreuung Demenzerkrankter in ihrer letzten Lebensphase kommen sie oft an die Grenzen ihrer Möglichkeiten. Daher geht es bei diesem Ansatz um die Vermittlung von Fachwissen und Kompetenzen, die dann in den alltäglichen Routinen und Behandlungskonzepten Einzug halten und auf diese Weise die Basis für strukturelle Veränderungen legen sollen.

---

200 Vgl. Heimerl/Heller/Pleschberger 2007, S. 51 ff.

201 Vgl. Heller/Wegleitner 2007, S. 73.

202 Vgl. Heller/Wegleitner/Heimerl 2007, S. 354.

Zentral für diesen Ansatz sind fachspezifische und berufsübergreifende Aus- und Weiterbildungsmaßnahmen. Diesem Ansatz ist z.B. das Curriculum „Palliative Praxis"[203] der Robert Bosch Stiftung zuzuordnen.

#### 4.2.2.2 Der Hospizansatz

Der Hospizansatz zielt auf verschiedene Ebenen der Abläufe und Routinen in der Einrichtung und hat dabei auch die Pflegenden im Blick. Spezifisch für den Hospizansatz ist die Bedeutung, die den Ehrenamtlichen gegeben wird. Sie sind integraler Bestandteil des Konzepts. Das große Wissen, das die Hospizinitiativen im Laufe der letzten Jahrzehnte für den Bereich der Begleitung Sterbender entwickelt haben, wird genutzt und im Sinne eines Wissenstransfers für die Einrichtungen adaptiert. Ein Beispiel hierfür ist das Projekt des Christopherus Hospiz Vereins e.V. in München, der als ambulanter Hospizdienst seit 1985 besteht und nun mit Einrichtungen der stationären Altenhilfe kooperiert. Hierbei bildet die Erhebung des Ist-Zustands, die aus den verschiedenen Perspektiven von Mitarbeitenden und Bewohnervertreterinnen gewonnen wird, die Grundlage für die Etablierung einer multiprofessionellen Projektgruppe. Diese prüft unter externer Leitung Betreuungsabläufe und entwickelt Leitlinien und Standards, die dann erprobt werden. Schulungen zu relevanten Themen wie Bedürfniserfassung, Schmerztherapie, Patientenverfügung usw. erweitern Wissen und Kompetenzen der verschiedenen Mitarbeiterinnen unterschiedlicher Berufsgruppen. Die erarbeiteten Standards und Leitlinien finden schließlich Einzug in den Betreuungsalltag und zeigen sich z.B. in der Etablierung seelsorgerlicher Betreuung, in der bedarfsgerechten Organisation von palliativer Beratung, in der Einbeziehung ehrenamtlicher Hospizmitarbeiterinnen, im Fort- und Weiterbildungsangebot und in der Bereitstellung der Möglichkeit für Pflegende und Angehörige, sie kommunikativ mit den Themen Sterben, Tod und Trauer auseinanderzusetzen.[204]

#### 4.2.2.3 Der Organisationsentwicklungsansatz

Dieser Ansatz nimmt die Organisation mit ihren Lernpotenzialen und in ihrem Zusammenhang mit der Trägerstruktur in den Blick. Die Entwicklung der gesamten Einrichtung wird dadurch angestrebt. Wissensaustausch zwischen Einrichtung und Träger ist ein Element darin.

---

203 Vgl. Kapitel 5.2.4.3.

204 Vgl. Heller/Wegleitner/Heimerl 2007, S. 356 f.

Dieser Ansatz trägt der Erfahrung Rechnung, dass die Stärkung der individuellen Kompetenzen der Mitarbeitenden zwar unerlässlich ist, dass dies allein aber nicht genügt, wenn nicht auch auf organisationaler Ebene die Logiken verändert werden. Lebensqualität am Lebensende ist nur zu realisieren, wenn die Organisation entsprechend gestaltet wird und die Subsysteme mit entwickelt werden. Dazu ist eine Auseinandersetzung mit den Bedürfnissen der Betroffenen quer zu den Arbeitseinheiten, also interdisziplinär und hierarchieübergreifend nötig. Nur so kann sich die Versorgungskultur hin zu einer palliativen bzw. hospizlichen Kultur entwickeln. Solche Projekte wurden in den letzten Jahren an verschiedenen Orten durchgeführt.

#### 4.2.2.4 Der kommunale Ansatz

Die Implementierung der Hospizkultur allein in die Einrichtungen greift langfristig zu kurz, bedenkt man den wachsenden Versorgungsbedarf. Die Etablierung dieser Kultur erfordert ein Denken über die Grenzen der Einrichtung hinaus. Der kommunale Ansatz berücksichtigt daher die Einbettung der Organisation in den Kontext der Kommune und bezieht die umgebenden Strukturen und Gegebenheiten in sein Konzept mit ein. Dies bedeutet insbesondere eine starke Berücksichtung bürgerschaftlichen Engagements und ein Interesse an der Schaffung sozialer Netzwerke. Der kommunale Ansatz bemüht sich um einen breit angelegten gesundheitspolitischen Prozess, der die zukünftigen Herausforderungen und die Bedürfnisse der Betroffenen in den Blick nimmt und ins öffentliche Bewusstsein bringt, um sie so in der kommunalen Gesundheits- und Gesellschaftspolitik zu verorten. Kommunale Altenplanung wird in den letzten Jahren von immer mehr Kommunen eingesetzt. Sie ist ein Konzept, in dem der Versorgungsbedarf neu diagnostiziert wird. In einem stetigen Prozess unter Einbeziehung der verschiedensten Akteure und ihrer fachlichen Kenntnisse werden vor Ort neue Ansätze geprüft und umgesetzt.[205] Die zunehmende Zahl älterer und pflegebedürftiger Menschen und die Abnahme familialer Versorgungsstrukturen zwingen zur Schaffung neuer Konzepte. Die Einrichtungen der stationären Altenpflege können hier nur ein Baustein einer großen Versorgungslandschaft sein.

#### 4.2.2.5 Der Ansatz der "De-Institutionalisierung"

Dieser Ansatz geht noch einen Schritt weiter. Ging es im vorigen um die Einbettung der Organisationen in den kommunalen Gesamtkon-

---

205 Vgl. Heimerl/Heller/Pleschberger 2007, S. 55.

text, so stellt dieser Ansatz die Eignung von großen stationären Einrichtungen für die Betreuung von Menschen, die palliativer Versorgung bedürfen, überhaupt in Frage. Je größer die Einrichtungen, desto mehr sind sie angewiesen auf funktionierende Regelungen, reibungslose Abläufe, verlässliche Routinen. Dies steht im Widerspruch zum Konzept von Palliative Care, bei dem es um die Berücksichtigung und Befriedigung von subjektiven, individuellen Bedürfnissen geht. Gerade an Demenz erkrankte Menschen benötigen ein hohes Maß an individueller Betreuung und Fürsorge, die den Erfordernissen von Managementnotwendigkeiten und Richtlinien zuwider läuft. Der Ansatz der De-Institutionalisierung erstrebt die Schaffung neuer alternativer Wohnformen und die Entwicklung ambulanter Versorgungsnetzwerke. Die Vision ist ein Zusammenleben von Stärkeren und Schwächeren und zwar bis zum Lebensende. Dafür braucht es eine aktive Auseinandersetzung mit den Themen Sterben, Tod und Trauer - und damit die Etablierung einer Hospizkultur, auch außerhalb der Einrichtungen im gesellschaftlichen Leben. [206]

### 4.2.3 Qualitätssicherung und Standards

> „Programmatisch gesprochen geht es in der dritten Phase der Rezeption der Hospizidee am Beginn des dritten Jahrtausends um die Integration des Sterbens in das hoch technisierte und unter erheblichem ökonomischen und Veränderungsdruck stehende System Krankenhaus, in die Einrichtungen der stationären und ambulanten Altenhilfe und um die Standardisierung und Verbesserung der individuellen Begleitung Sterbender und ihrer Angehörigen in den betroffenen Institutionen"[207].

Die Themen Qualitätssicherung, die Entwicklung von Standards und die Zertifizierung von Einrichtungen werden hinsichtlich der Versorgung von Menschen am Lebensende kontrovers diskutiert.

Qualitätsmanagement kommt ursprünglich aus der Industrie. Danach ist Qualität „die Beschaffenheit einer Einheit bezüglich ihrer Eignung, festgelegte oder vorausgesetzte Erfordernisse zu erfüllen"[208]. Inzwischen ist Qualitätssicherung in Kliniken, Altenpflegeeinrichtungen und bei ambulanten Pflegediensten üblich. Dies macht sich in den verwendeten Begriffen bemerkbar. Man strebt mit einem KVP (kontinuierlichen Verbesserungsprozess) danach, die „Kunden"- Zufriedenheit zu

---

206 Vgl. Heller/Wegleitner/Heimerl 2007, S. 360 ff.

207 Lilie 2004, S. 46.

208 Isensee 2004, S. 50.

erhöhen. Einrichtungen der Altenpflege oder Kliniken lassen sich nach Bewertungskriterien der DIN ISO 9000 zertifizieren. Auch der Hospizbereich passt sich mehr und mehr diesen Normen an. Reimer Gronemeyer warnt vor einer „Industrialisierung" des Sterbens. Durch die Standardisierung droht die Gefahr, dass regionale Gepflogenheiten immer weniger zum Tragen kommen, da internationale Standards vorgeben, wie Sterben zu sein hat.[209]

Nach der Logik der Einrichtungen stellt sich die Situation anders - positiv- dar:

Um die Implementierung einer hospizlich-palliativen Kultur in Einrichtungen zu erreichen, werden Organisationsentwicklungsprozesse auf allen Ebenen in Gang gesetzt, die darin münden sollen, eine qualitätvolle Begleitung in der letzten Lebensphase zuverlässig sicher zu stellen. Dazu werden zunächst die diesbezüglichen Ziele und Wertvorstellungen der Einrichtung erarbeitet und in einem Leitbild festgelegt. Für die Umsetzung werden Standards erstellt, die die Qualität sichern sollen.[210] Standards sind allgemeingültige Normen, die themen- und tätigkeitsbezogen festlegen, welche Leistung in einer spezifischen Situation erbracht werden soll und wie diese auszusehen hat. Die unterschiedlichen Standards stehen miteinander in Wechselwirkung und sind von einander abhängig.

Lässt sich Sterben standardisieren?

Es mag befremdlich klingen, geht es doch in der Begleitung Sterbender um ihr individuelles Lebensende, um ihre ganz persönliche Situation, um Lebensqualität, die sich an subjektiven Maßstäben orientiert. Gerade dies zu gewährleisten, ist Ziel der Standardisierung als Teil eines Qualitätsmanagements.[211] Im Bereich der Sterbebegleitung soll eine multiprofessionelle Betreuung der Sterbenden und ihrer Angehörigen sichergestellt werden. Die Standards sind daher berufsübergreifend ausgerichtet. Durch die Einführung von Standards wird gewährleistet, dass Vorhaben tatsächlich umgesetzt werden, da sie verbindliche Vorgaben für die Mitarbeitenden darstellen. Standards können sensibilisieren und in schwierigen Situationen entlasten. Allerdings genügt ihre Einführung allein nicht, um qualitätvolle Sterbebegleitung sicher zu stellen. Die größte Gefahr der Standardisierung ist vielleicht, sie in ihrer Wirksamkeit überzubewerten und das Arbeiten an individuellen

---

209 Vgl. Gronemeyer 2008a S. 139.

210 Vgl. Lilie 2004, S. 48.

211 Vgl. Isensee 2004, S. 50.

Einstellungen und in alltäglichen Einzelsituationen nicht hoch genug wertzuschätzen und anzuerkennen.

Ein weiterer Baustein der Implementierung ist die Qualifizierung der betreuenden Personen in Pflege und Ehrenamt.

### 4.2.4 Qualifizierung von Mitarbeitenden

Die Betreuung, Pflege und Begleitung sterbender Demenzerkrankter stellt für Mitarbeitende eine große Herausforderung dar. Viele verfügen nicht über die entsprechenden notwendigen Fachkenntnisse. Oft wird Palliative Care als Sache von Spezialisten angesehen. Gerade im Bereich der Betreuung Demenzerkrankter sind palliative Fachkenntnisse in allen professionellen Bereichen notwendig, da sich palliative Praxis, wie oben dargestellt, über einen langen Zeitraum erstrecken sollte und sich nicht auf ärztlich-medizinische Interventionen beschränken lässt.

Internationale Studien belegen, dass Wissen über die palliative Begleitung von Menschen mit Demenz Sicherheit und Arbeitszufriedenheit der Mitarbeiter erhöhen kann. Da Menschen in fortgeschrittenen Stadien einer Demenz sich nicht mehr verbal äußern können, gewinnen eine gute Beobachtungsgabe und Fähigkeiten im Bereich der nonverbalen Kommunikation immer größere Bedeutung. Palliative Versorgung beruht auf der Beobachtung des Verhaltens, der nachfolgenden Interpretation der Beobachtung und der Einleitung einer entsprechenden Intervention, deren Wirkung nachfolgend überprüft wird. Palliative Kompetenz beinhaltet darüber hinaus verschiedene Fertigkeiten aus den Bereichen Kommunikation, Schmerz- und Symptomkontrolle, emotionaler und spiritueller Unterstützung und begleitender Maßnahmen. Diese Kernkompetenzen erfordern ein hohes Maß an Empathiefähigkeit. Durch Schulung in diesen Bereichen und die Zusammenarbeit in multiprofessionellen Teams kann die Qualität der palliativen Versorgung wesentlich verbessert werden. [212]

Im Folgenden werden Konzepte zur Qualifizierung Haupt- und Ehrenamtlicher in der Begleitung sterbender Demenzkranker vorgestellt.

212 Vgl. Boes 2007, S. 28.

#### 4.2.4.1 „AnSehen"

Das Curriculum „AnSehen" wurde im Jahr 2004[213] speziell für die Sterbebegleitung Demenzkranker durch Haupt- und Ehrenamtliche im stationären und ambulanten Bereich der Altenhilfe, für Besuchsdienste und Hospizgruppen entwickelt. Auch interessierte Angehörige werden angesprochen. Durch die breitgefächerte Zielgruppe sollen die unterschiedlichen Kompetenzen und Erfahrungshintergründe miteinander in Kontakt kommen und sich wechselseitig bereichern. Ausgehend vom Grundrecht der Würde, die jedem Menschen unabhängig von seinem gesundheitlichen und geistigen Zustand zueigen ist, zielt dieses Konzept darauf ab, dem demenzkranken Menschen in seiner letzten Lebensphase „Ansehen" zu geben. Inhalte sind die Steigerung der Wahrnehmungsfähigkeit, die Entwicklung einer Haltung des Begleitens, verbale und nonverbale Kommunikation, der Einsatz von Musik und spirituelle Begleitung. Für Dozentinnen gibt es eine Arbeitshilfe zum Curriculum. Die Schulung umfasst 44 Unterrichtseinheiten, ergänzend können die Teilnehmenden in einer Einrichtung oder bei einem Hospizdienst hospitieren.[214]

#### 4.2.4.2 „Mit-Gefühlt"

Die Deutsche Alzheimer Gesellschaft hat gemeinsam mit der Bundesarbeitsgemeinschaft Hospiz (heute: Deutscher Hospiz- und Palliativ Verband e.V. - DHPV) das Curriculum „Mit-Gefühlt" für Ehrenamtliche von Hospizdiensten entwickelt. Diese absolvieren zusätzlich zu ihrem Basis-Vorbereitungskurs eine 32-stündige Schulung, die in 10 Modulen Demenztheorie und Umgang mit Demenzerkrankten vermittelt.[215]

#### 4.2.4.3 „Palliative Praxis"

Mit finanzieller Unterstützung der Robert-Bosch-Stiftung wurde für die Qualifizierung professioneller Helfer 2006 das Curriculum „Palliative Praxis" herausgebracht, mit dem Pflegekräfte, Ärzte und Mitarbeitende aus allen an der Betreuung beteiligten Bereichen in einem Zeitrahmen von 40 Stunden für die palliative Versorgung alter Men-

---

213 Es war ein Gemeinschaftsprojekt des Evangelischen Erwachsenenbildungswerkes Nordrhein e.V. und des Diakonischen Werkes der Evangelischen Kirche im Rheinland.

214 Vgl. Müller 2007, S. 38 f.

215 Vgl. Lamp 2010a, S. 174.

schen weitergebildet werden. Auf diese Weise soll Palliative Care im Bereich der Gerontologie Einzug halten und als Versorgungsbestandteil etabliert werden. Das Curriculum legt seinen Schwerpunkt auf die Begleitung demenziell erkrankter Menschen und ermöglicht die Aneignung von notwendigem Basiswissen. Es berücksichtigt bewusst die interdisziplinäre Zusammenarbeit. Sie ist inhaltlicher Bestandteil und wird auch methodisch genutzt, indem das Curriculum sehr handlungs-und praxisnah arbeitet. Die Arbeit an der inneren Haltung zu den Betreuten steht im Vordergrund der Weiterbildungsmaßnahme. Sie soll gekennzeichnet sein durch Wertschätzung und Respekt, durch das Bestreben, die Bedürfnisse der zu versorgenden Menschen zu erkennen und ernst zu nehmen sowie durch das Bemühen, unnötige Beeinträchtigungen der Pflegebedürftigen zu vermeiden. Erste Probeläufe der Schulung[216] von Mitarbeitenden anhand des Curriculums zeigen Erfolge, sowohl was Interesse und engagierte Mitarbeit der Teilnehmenden betrifft, als auch in der Wirkung nach Abschluss der Weiterbildung.[217]

#### 4.2.4.4 „Sterben begleiten"

Im Zusammenhang mit der Implementierung der Hospizkultur in den Einrichtungen der Stiftung Evangelisches Krankenhaus Düsseldorf 2003-2004 wurde ein eigenes interdisziplinäres Fortbildungs-Curriculum zur Qualifizierung der Mitarbeitenden entwickelt. Es trägt den Titel „Sterben begleiten" und erstreckt sich berufsbegleitend in fünf Modulen über einen Zeitraum von 18 Monaten. Dieses Curriculum zielt auf die Weiterentwicklung von Selbst-, Sozial- und Methodenkompetenz der Teilnehmenden ab, auf Fachkenntnisse im Bereich der Sterbebegleitung, auf die Verbesserung und Sensibilisierung der Wahrnehmungs- und Begegnungsfähigkeit, auf die Verbesserung der Zusammenarbeit, die Reflexion eigener Praxis. Darüber hinaus soll es Innovationen anregen. Als Teil eines Implementierungsprojekts trug es zu einer erheblichen und nachhaltigen Verbesserung der Qualität von palliativer Versorgung und Begleitung von Schwerstkranken, Sterbenden und ihren Angehörigen bei.[218]

---

216 Da die Schulungen nach dem Curriculum „Palliative Praxis" hohe Anforderungen an die Dozenten stellen, wird das Curriculum nur in Zusammenhang mit einer fünftägigen Dozentenschulung weitergegeben.

217 Vgl. Klapper/Kojer/Schwänke 2007, S. 446 ff.

218 Vgl. Lilie 2004, S. 46.

### 4.2.5 Schlussfolgerung

Soll die Implementierung von Hospizidee und Palliative Care in Einrichtungen der stationären Altenpflege dauerhaft gelingen, so ist dies nicht allein über einen Bewusstseinswandel und Fortbildungen der Pflegekräfte möglich. Voraussetzung für eine Nachhaltigkeit der Maßnahmen ist, dass Träger und Führungskräfte den Umgang mit Sterben und Tod als zentrale Gestaltungsaufgabe sehen, und dass die Implementierungsprozesse von einer breiten Beteiligung durch alle Ebenen der Organisation und darüber hinaus in benachbarte Strukturen bis hinein in die gesellschaftliche Öffentlichkeit wirksam werden. Wird die qualitätvolle Begleitung von Menschen an ihrem Lebensende lediglich an Einrichtungen delegiert, so wird sie daran scheitern. Es bedarf der gemeinsamen Anstrengung aller Beteiligten und eines gesellschaftlichen Dazulernens.[219]

## 4.3 Ansätze zur Verbesserung der palliativen Versorgungssituation

Wie aus den vorangegangenen Kapiteln deutlich wurde, sind sterbende Demenzerkrankte seither noch wenig als eigene Zielgruppe palliativer Versorgung in den Blick getreten. Sie gewinnen aber nach und nach mehr Aufmerksamkeit und es werden immer mehr Instrumente entwickelt, die helfen sollen, auf ihre spezifische Situation adäquat zu reagieren. Einige werden im Folgenden vorgestellt.

### 4.3.1 Ethische Fallbesprechungen und Ethikkomitees

Für Angehörige ist es sehr bedeutsam, in Entscheidungssituationen Unterstützung zu erhalten und die Verantwortung für Entscheidungen nicht allein tragen zu müssen. Dies ist auch für die Pflegenden und für alle anderen an der Versorgung Beteiligten wichtig. Gerade in der ambulanten Betreuung sind die Pflegenden allein unterwegs und müssen in Notfällen eigenverantwortlich - manchmal sehr rasch - schwerwiegende Entscheidungen treffen. Für die Situationen, in die sie kommen, gibt es keine Standardlösungen, wenn es beispielsweise um Klinikeinweisung oder künstliche Ernährung geht. Der Patientenwille ist oft schwer zu erkennen und die Einstellungen der Betroffenen können divergieren. Die Begleitung und Versorgung pflegebedürftiger Menschen - und gerade sterbender Demenzerkrankter - ist immer auch

219 Vgl. Radzey 2007, S. 16.

moralisches Handeln und es bedarf ethischer Reflexion, um dieses zu begründen. Seit 2006 wurden in Deutschland in verschiedenen Altenpflegeeinrichtungen ethische Fallbesprechungen und Ethikkomitees eingerichtet.

Ethische Fallbesprechungen sind ein Instrument, um den Bedarf an Austausch, Reflexion und gemeinsam getragener Entscheidungsfindung zu decken. Die unterschiedlichen Perspektiven können zusammengetragen werden, wodurch ein vollständigeres Bild der Situation gewonnen wird und eine größtmögliche Wahrscheinlichkeit besteht, im Sinne des Patienten zu entscheiden. Mit zu berücksichtigen sind in solch kritischen Situationen Patientenverfügungen, wenn sie denn vorliegen. Andernfalls wird der mutmaßliche Wille des Patienten in diesen Gesprächen anhand von Aussagen der Angehörigen, ggf. des Betreuers, der Pflegenden und Ärzte zu ermitteln versucht.

Ethische Fallbesprechungen reagieren auf das Problem, dass akut eintretende ethische Fragen einer konkreten Entscheidung zugeführt werden müssen. Die ethischen Fallbesprechungen können daher von allen Beteiligten, die ein solches Problem sehen, zeitnah einberufen werden. Die Fallbesprechungen werden von geschulten Mitarbeiterinnen strukturiert und moderiert und finden innerhalb eines vorgegebenen Zeitrahmens statt. Sie folgen einem bestimmten Ablauf, der folgende Elemente enthält:

- die Benennung des ethischen Problems,
- die Fakten aus der Perspektive der unterschiedlichen Beteiligten,
- eine Sammlung möglicher Handlungsoptionen,
- ihre Bewertung vor dem Hintergrund ethischer Prinzipien,
- eine Empfehlung für den Entscheidungsträger.

Die Besprechung soll eine Unterstützung für die Person darstellen, die die Entscheidung zu treffen hat. Nicht immer wird es eine einstimmige Meinung zu einem Problem geben. Dies entspricht der Komplexität der Dilemmasituationen, bedeutet aber auch, dass es nicht immer nur eine ethisch vertretbare Lösung gibt.

Ethikkomitees sind Gremien, die für den Umgang mit wiederkehrenden ethischen Problemstellungen Leitlinien erarbeiten, die allen zur Verfügung gestellt werden, ohne direkte Handlungsanweisungen zu sein. Darüber hinaus organisieren Ethikkomitees Fortbildungen und Informationsveranstaltungen zu ethisch relevanten Themen.[220]

---

220 Vgl. Wacker 2010, S. 28 f.

### 4.3.2 Kriseninterventionsplanung

Palliative Care ist ein Konzept, das vorausschauendes Planen beinhaltet. Dazu gehört, dass Situationen, die absehbar eintreten werden, benannt werden und dass darüber gesprochen wird, was in bestimmten Situationen getan werden soll. Tritt eine solche Situation schließlich ein, so gibt es Vereinbarungen darüber, welche Schritte eingeleitet und welche unterlassen werden.

Bei hochbetagten Menschen mit Demenz sind bestimmte medizinische Akutsituationen und Beschwerden vorhersehbar. So kommt es im Verlaufe der Erkrankung in späten Stadien beispielsweise oft zu Atemnot, Aspiration und Infektionen. Die Kriseninterventionsplanung ist ein Instrument, das ermöglicht, über die Wünsche und Ängste in Hinblick auf Notfälle mit Bewohnern und Angehörigen zu kommunizieren, um in der Situation schnell und sicher Entscheidungen treffen zu können. Die Gespräche finden zwischen den Betroffenen, den Angehörigen, dem Arzt, den Pflegenden und eventuell weiteren Professionen statt und berücksichtigen die vorhandenen Diagnosen und möglicherweise auftretende Komplikationen. Gemeinsame Konsensfindung und konkrete Absprachen bilden die Grundlage einer fundierten Versorgung, die neben palliativen auch kurative Interventionen beinhalten kann. Die geplanten Maßnahmen müssen dem Patientenwillen entsprechen, weshalb der Kriseninterventionsplan zeitnah nach dem Einzug in die Pflegeeinrichtung ausgefüllt werden und bei Bedarf regelmäßig ergänzt werden sollte. Für die Handlungsfähigkeit in der Akutsituation sind die Qualität der Informationen und ein rascher Zugriff darauf entscheidend. Mit dem Kriseninterventionsplan können Entscheidungswege transparent gemacht, die palliative Versorgung in Akutsituationen sichergestellt und Handlungssicherheit in Krisensituationen gewährleistet werden. Er ist sowohl für den ambulanten als auch für den stationären Bereich ein sinnvolles Instrument. Auf diese Weise können sinnlose und für den sterbenden Demenzkranken belastende Maßnahmen oder Klinikeinweisungen vermieden werden. Auch für Notärzte ist es hilfreich, in der Akutsituation rasch nachvollziehen zu können, welche Interventionen gezielt abgesprochen wurden.[221]

---

221 Vgl. Schwermann 2010, S. 122.

### 4.3.3 Rechtliche Voraussetzungen

Damit die Forderung „ambulant vor stationär" umgesetzt werden kann, bedarf es gesetzlicher Rahmenbedingungen, die die ambulante Versorgung stützen und mit den entsprechenden Grundlagen ausstatten.

Am 1.1.2002 trat das Gesetz zur Förderung der ambulanten Hospizarbeit in Kraft. In § 39a II SGB V wird den Krankenkassen die Bezuschussung der ambulanten Hospizarbeit zugewiesen und die Voraussetzungen für die finanzielle Förderung festgelegt. Danach müssen Hospizdienste eine Größe von mindestens 15 Ehrenamtlichen haben, die von einer hauptamtlichen, in Palliativ Care, Führung und Koordination ausgebildeten Fachkraft koordiniert und angeleitet werden.

Neben den Hospizmitarbeiterinnen in der Sterbebegleitung sollen seit 1.4.2002 auch Ehrenamtliche für die Betreuung und Pflege Demenzkranker gewonnen werden, indem die Pflegekassen verpflichtet werden, kostenlose Kurse für interessierte Personen anzubieten, bzw. die Durchführung an geeignete Einrichtungen zu delegieren. Das Pflegeleistungsergänzungsgesetz sieht nach § 45c SGB XI vor, auf diesem Wege pflegebedingte körperliche und seelische Belastungen zu mindern.

Mit dem 1.4.2007 schreibt der Gesetzgeber die Bildung von so genannten SAPV-Teams vor, indem er das Recht auf „spezialisierte ambulante Palliativversorgung" in § 37b SGB V festlegt. Sie sollen in die ambulante Versorgung von unheilbar kranken Menschen mit besonders komplexem und schwierigem Versorgungsbedarf am Lebensende eingebunden werden. Erst im Juli 2008 gibt es Empfehlungen für die Umsetzung der SAPV. Die Umsetzung kommt jedoch nur schleppend in Gang. Noch im März 2009 gibt es erst acht Vertragsabschlüsse und weniger als 2% der bereit gestellten Gelder werden investiert. Da mit der SAPV nur etwa 10% der Palliativpatienten erreicht werden sollen, wäre eine Fortentwicklung der gesetzlichen Grundlagen für eine allgemeine ambulante Palliativversorgung (AAPV) dringend notwendig. Mit der aktuell bestehenden Gesetzesgrundlage ist eine flächendekkende palliative Versorgung von Menschen am Lebensende nicht zu gewährleisten. Sie bleibt damit abhängig vom persönlichen freiwilligen Engagement einzelner Beteiligter.[222]

---

222 Vgl. Schmid/Seeger 2010, S. 163.

### 4.3.4 Vernetzung der unterschiedlichen Berufsgruppen

Eine hochwertige Versorgung von Menschen mit Demenz an ihrem Lebensende ist nur möglich durch die Zusammenarbeit multiprofessioneller Teams. Ziel ist, durch die Berücksichtigung der unterschiedlichen Perspektiven und Kompetenzen die Lebensqualität der sterbenden Demenzkranken zu erhalten bzw. zu verbessern.[223]

Gerade in der ambulanten Versorgung ist eine Kooperation der unterschiedlichen Professionen Voraussetzung, um eine ansonsten unumgängliche Krankenhaus- oder Heimeinweisung zu vermeiden. Hausärzte und Pflegedienste sind hier an erster Stelle zu nennen. Die Hausärzte haben den großen Vorteil, dass sie ihre Patienten oft über Jahre hinweg kennen und sie vom Anfang ihrer Erkrankung an begleiten können. Allerdings sind Ihnen durch die Gebührenordnungen enge Grenzen gesteckt und es erfordert hohes persönliches Engagement der Ärzte, wenn sie eine engmaschige Begleitung Sterbender zu Hause durch regelmäßige Hausbesuche ermöglichen wollen. Das trifft entsprechend für Fachärzte zu.[224] Doch auch die ambulante Pflege wird nicht adäquat honoriert und manche palliativpflegerisch notwendige Maßnahmen dürfen durch Pflegedienste nicht durchgeführt werden, was den Handlungsspielraum stark einschränkt.

Erfahrungen aus Modellprojekten zeigen, dass die Bildung multiprofessioneller Teams große Vorteile bringt gegenüber dem Versuch verschiedener Anbieter, möglichst gut zusammenzuarbeiten. Denn die Kommunikation über Schnittstellen hinweg gestaltet sich oft schwierig, und es bleibt unklar, wer letztlich für das Case Management zuständig ist. So entsteht leicht Überforderung auf allen Seiten, zumal die pflegenden Angehörigen auf diese Weise nicht die nötige Unterstützung erhalten. Die Einweisung in eine stationäre Einrichtung, die man eigentlich vermeiden wollte, wird dann letztlich doch mit Erleichterung aufgenommen und als Entlastung erlebt.[225]

### 4.3.5 Ehrenamtliche in der Begleitung sterbender Demenzkranker

Ehrenamtliche Hospizmitarbeiterinnen leisten einen wichtigen Beitrag in der Versorgung und Begleitung sterbender Demenzerkrankter und sind daraus nicht mehr wegzudenken. Sie schenken ihnen ihre Zeit, hören zu, sprechen mit ihnen, fühlen sich in sie ein, vermitteln Nähe,

---

223 Vgl. Boes 2007, S. 28.

224 Vgl. Herbke 2010, S. 94 ff.

225 Vgl. Schindler 2007, S. 59 ff.

Ruhe, Geborgenheit und Sicherheit. Darüber hinaus entlasten sie die Angehörigen und das Pflegepersonal in Altenpflegeeinrichtungen. Ehrenamtliche Hospizhelferinnen durchlaufen in aller Regel einen Vorbereitungskurs, der sich an einem Curriculum orientiert, das von der Bundesarbeitsgemeinschaft Hospiz[226] herausgegeben wurde. Dieses Curriculum beinhaltet auch die Begleitung demenziell Erkrankter. Dieser Teil ist allerdings so klein, dass sich Ehrenamtliche oft unsicher fühlen, wenn sie bei demenzkranken Sterbenden eingesetzt werden. Sie wünschen sich oft mehr und fundierteres Wissen[227] über die Erkrankung sowie eine bessere Vorstellung davon, was in dementen Menschen möglicherweise vorgeht.[228]

#### 4.3.5.1 Voraussetzungen für den Einsatz Ehrenamtlicher

Sterbebegleitung bei demenzerkrankten Menschen erfordert viel von Ehrenamtlichen. Es genügt nicht, dass sie Menschenliebe, Zeit und ein offenes Herz mitbringen. Es bedarf einer intensiven persönlichen Auseinandersetzung mit den Themen Demenz, Sterben, Würde usw. Es braucht die Fähigkeit, sich einzufühlen und abzugrenzen, Kommunikations- und Reflexionskompetenz, Wahrnehmungsfähigkeit und Wissen über nonverbale Kommunikation.

Auch auf Seiten der Einrichtungen sind Voraussetzungen nötig, damit Ehrenamtliche gefunden, motiviert und über einen längeren Zeitraum gehalten werden. Dafür gilt es:

- sich die Rahmenbedingungen der Institution bewusst zu machen,
- Ansprechpartner für die Ehrenamtlichen zu bestimmen und mit den nötigen Kompetenzen auszustatten,
- zu bestimmen, wann Ehrenamtliche in die Begleitung einbezogen werden,
- sich über die Ausbildung der Ehrenamtlichen Gedanken zu machen,
- die Begleitung der ehrenamtlichen Begleiter sicherzustellen,
- zu gewährleisten, dass überprüft wird, ob Begleiter und Begleitete zusammen passen,
- darauf zu achten, dass auch Angehörige in die Entscheidung über ehrenamtliche Begleitung einbezogen werden.[229]

---

226 Bundesarbeitsgemeinschaft Hospiz 2005.

227 Vgl. Kapitel 5.2.4, Curricula für Begleiter sterbender Demenzerkrankter.

228 Vgl. Schaefer/Dorschner 2007.

229 Vgl. Lamp 2010c, S. 159.

Neben der inhaltlichen Vorbereitung auf die Begleitung sterbender Demenzkranker müssen Ehrenamtliche mit den besonderen Situationen, Routinen und Abläufen, auf die sie in der Einrichtung treffen und die andere sind als in Privathaushalten, vertraut gemacht werden. Darüber hinaus brauchen sie sachliche Informationen, z.B. über die Reichweite ihrer Schweigepflicht. Auch die Frage, was alles in ihren Aufgabenbereich fällt, muss geklärt werden. Dürfen sie Essen reichen? Zum Toilettengang begleiten? Welche Dokumentationspflichten bestehen?

Hospizdienstmitarbeitende werden in der Regel von hauptamtlichen Koordinatorinnen angeleitet und eingesetzt. Diese Steuerung des Prozesses hat den Vorteil, dass es eine externe Ansprechperson gibt, die ein Augenmerk darauf hat, ob die Ehrenamtlichenbegleitung für alle Beteiligten zufrieden stellend verläuft.[230]

#### 4.3.5.2 Begleitung der Ehrenamtlichen

Ehrenamtliche, die in der Begleitung Sterbender und ihrer Angehörigen tätig sind, brauchen ihrerseits kontinuierliche Begleitung in Reflexions- bzw. Supervisionsgruppen. Gegenstand solcher Gruppen sind Gespräche über die Erfahrungen in den Begleitungen, Fallbesprechungen schwieriger Situationen, Probleme und Konflikte, sowie Belastungen, die die Ehrenamtlichen aus den Begleitungen mitnehmen. Konkret geht es z.B. um Themen wie die Kontaktgestaltung mit dem Sterbenden und seinen Angehörigen, die Balance von Nähe und Distanz, den Umgang mit schwierigen Personen oder Familienkonstellationen, Fragen nach der eigenen Rolle, den Umgang mit Gefühlen, die Reflexion eigener biographischer Erfahrungen, die in die Begleitung hineinspielen und strukturelle Gegebenheiten, die der Begleitung Rahmen und Grenzen setzen.[231]

Um die Motivation Ehrenamtlicher langfristig zu erhalten, braucht es darüber hinaus einen Blick auch auf ihre Bedürfnisse. Kleine Gesten, wie das Bereitstellen von Getränken, höfliche Umgangsformen, bequeme Sitzgelegenheiten und Anerkennung für die Tätigkeit sind wichtige Bestandteile, die nicht unterschätzt werden sollten.

---

230 Vgl. Lamp 2010c, S. 160.

231 Vgl. Lamp 2010c, S. 161.

#### 4.3.5.3 Resümee

Der Einsatz Ehrenamtlicher bedarf, soll er nicht eine kurzfristige Zwischenlösung sein, einer umfassenden Planung. Es müssen Strukturen geschaffen werden, die die Ehrenamtlichen in das Konzept der Einrichtung einbinden, ihnen einen Platz darin zuweisen, Kompetenzen zuschreiben und gewährleisten, dass sie mit ihrer Aufgabe ernst genommen und ins Versorgungssystem integriert werden. Ehrenamtlichkeit ist demnach keine kostenfreie Lösung zur Auffüllung von Versorgungslücken. Die Gewinnung, Schulung und Begleitung Ehrenamtlicher braucht finanzielle Ressourcen, Wertschätzung und Anerkennung, und sie muss auf soliden Füßen stehen. Will man Ehrenamtliche langfristig in einer Institution behalten, so brauchen sie einen passenden Arbeitsauftrag und ihr Status darf nicht immer wieder in Frage gestellt werden.[232] Zufriedene Ehrenamtliche sind die besten Werbeträger für die Gewinnung weiterer Ehrenamtlicher. Und: Ehrenamtliche sind das zentrale Bindeglied zwischen den Anliegen der sterbenden Demenzerkrankten und der Gesellschaft.

### 4.3.6 Gesellschaftliches Bild von Demenz

Die Bedingungen sterbender Demenzkranker hängen nicht allein von der Einzelsituation ab, sondern werden geprägt durch das gesellschaftliche Bild von Alter und Demenz. Nach Wißmann u.a. ist dieses in unserer Gesellschaft überwiegend medizinisch-biologistisch[233] geprägt, das heißt, Demenz wird ausschließlich als hirnorganischer Abbauprozess gesehen, der mit stetigem Verlust immer mehr kognitiver und anderer Fähigkeiten einhergeht. Die Betroffenen werden lediglich als Symptomträger ihrer Krankheit betrachtet. Diese Sichtweise führt schnell zu einer fatalistischen Haltung: Solang es medizinisch-pharmakologisch keine Fortschritte gibt, muss man den bedauerlichen Zustand hinnehmen. Ein weiteres gesellschaftliches Leitbild verstärkt diese Haltung. Das in unserer Gesellschaft geltende Menschenbild orientiert sich am Ideal der Autonomie und bindet das Personsein an kognitive Fähigkeiten. So bedroht die Demenz den Menschen als ganze Person, was dazu führt, dass sie von den meisten Menschen sehr gefürchtet wird. Diese Ängste führen zur Vermeidung des Kontakts mit Menschen, die an einer solchen Krankheit leiden.

---

[232] Vgl. Voß 2010, S. 167.

[233] Vgl. Kapitel 3.2.1.

Eine defizitorientierte Haltung drückt sich im Verhalten aus. Sie verhindert Kontakt, Begegnung und soziale Teilhabe.[234]

In den letzten Jahren wurden in vielen Städten Demenz-Kampagnen initiiert, bei denen in verschiedenen Veranstaltungen über Demenz aufgeklärt wird und die Begegnung von Demenzerkrankten und Nicht-Dementen gefördert wird. Organisationen wie die Deutsche Alzheimer Gesellschaft e.V., die Aktion-Demenz e.V., der Demenz Support Stuttgart, aber auch viele kleinere Vereine, Städte und Gemeinden wenden sich dem Thema offensiv zu und bringen es ins öffentliche Bewusstsein.

Konzeptionell befassen sich immer wieder interdisziplinäre Arbeitsgruppen mit den zentralen Fragen des Lebens mit Demenz. Ein Beispiel hierfür ist die von der Robert Bosch Stiftung angeregte Initiative „Gemeinsam für ein besseres Leben mit Demenz". Hier wurden in Werkstätten mit Vertretern aus Politik, Wissenschaft, Angehörigenorganisationen, Medizinern, Pflegenden und anderen Professionen, die mit Demenzerkrankten zu tun haben, die zentralen Probleme des Lebens mit Demenz diskutiert und Handlungsempfehlungen vorgelegt. Die Multiprofessionalität, von der die Initiative getragen ist, deutet auf die Notwendigkeit eines gemeinsamen Engagements für Aufklärungsarbeit in der Öffentlichkeit. Zentrales Anliegen ist dabei einerseits, Demenzerkrankte nicht mehr ausschließlich über ihre Defizite zu definieren, sondern sie als Personen mit Fähigkeiten und Ressourcen wahrzunehmen. Andererseits soll das Thema Demenz enttabuisiert und „entdämonisiert"[235] werden. Dafür werden Ideen entwickelt, die als Anregungen für Aktivitäten dienen können. Sie umfassen die unterschiedlichsten Bereiche des öffentlichen Lebens wie z.B. Kunst und Kultur, Schule, Fort- und Weiterbildung und Medienarbeit. Auch öffentliche Diskussionsveranstaltungen werden angeregt, bei denen Demenzerkrankte und ihre Angehörigen zu Wort kommen und ihre Sichtweise darstellen können.[236]

---

234 Vgl. Wißmann u.a. 2007, S. 15 f.

235 Wißmann u.a. 2007, S. 51.

236 Vgl. Wißmann u.a. 2007, S. 51.

# 5 Zusammenfassung und Ausblick

Die vierfache Isolation, in die sterbende Demenzerkrankte nach Kostrzewa und Kutzner[237] geraten, war der Ausgangspunkt für diese Arbeit über Konzepte der Sterbebegleitung bei demenzerkrankten Menschen. Aus ihr ergaben sich die Fragestellungen, die in der Einleitung erläutert wurden. In diesem Kapitel werden die Fragen an Hand der Ergebnisse dieser Arbeit zusammenfassend beantwortet und mit Überlegungen verknüpft, wie die vierfache Isolation sterbender Demenzerkrankter reduziert werden könnte.

Die erste Frage bezog sich auf die Demenzerkrankten selbst.

**Was brauchen sie, um in Vertrauen und Geborgenheit sterben zu können?**

In Kapitel 3 wurden die Veränderungen, die eine Demenzerkrankung für den Betroffenen mit sich bringen beschrieben. Es wurde deutlich, dass sich Demenzerkrankte durch die nachlassenden kognitiven Fähigkeiten Vieles, was um sie herum vorgeht, nicht mehr erklären können. Sie leben in einer eigenen Welt, die sich - bildhaft gesprochen - aus Inseln zusammensetzt, in denen Erlebnisse aus früheren Jahren genauso real erlebt werden wie das Hier und Jetzt. Die Diskrepanz zwischen der eigenen inneren Wirklichkeit und der äußeren Realität, die damit nicht übereinstimmt, führt zu starker Verunsicherung. Demenzerkrankte sind daher auf Menschen angewiesen, die ihnen Orientierung und Sicherheit geben. Die ständige Präsenz von Personen, die auf diese Weise Geborgenheit vermitteln, ist die Grundvoraussetzung, dass Demenzerkrankte Ruhe finden können.

Durch das nachlassende Sprachverständnis wird verbale Kommunikation immer weniger möglich. Nonverbale Kommunikationskanäle gewinnen zunehmend an Bedeutung, insbesondere im emotionalen Vermitteln von Nähe und Verständnis.

Um dem weit reichenden Problem der Kommunikation zu begegnen, wurden verschiedene Methoden entwickelt, die die Kommunikationsmöglichkeiten erweitern. In Kapitel 3.3 wurden Ansätze wie Validation, Biographiearbeit, Basale Stimulation und Prä-Therapie vorgestellt. Sie bieten eine Möglichkeit, Zugang zum Erleben der Demenzerkrankten zu gewinnen und sie so zumindest situativ aus der ersten Art

237 Vgl. Kapitel 1; vgl. Kostrzewa/Kutzner 2009 S. 31 f.

der vierfachen Isolation zu befreien, der Isolation, in die sie durch ihre Krankheit selbst geraten.

Die Frage nach den **Themen- und Problembereichen im Zusammenhang mit sterbenden Demenzerkrankten** fächerte das Feld der Besonderheiten des Sterbeprozesses Demenzerkrankter gegenüber dem Nicht-Dementer auf.

Das Problem der Kommunikation besteht quer zu allen anderen Themen. Einige weitere Probleme treten überhaupt erst damit auf. So erschwert die mangelnde verbale Kommunikation das Erfassen der Wünsche und Bedürfnisse des Demenzerkrankten. Eine Schwierigkeit besteht in der Erhebung von Schmerzen und anderen körperlichen Beschwerden. Notwendige Entscheidungen kann der Betroffene selbst nicht mehr treffen und diejenigen, die für ihn entscheiden, sehen sich vor das Problem gestellt, seinen mutmaßlichen Willen zu erkennen.

Weitere Themen beziehen sich auf die Bereiche Ernährung, Angehörigenunterstützung, nicht-medikamentöse Verfahren, spirituelle Begleitung und Wohnformen. Das Palliative Care-Konzept, das zunächst in Kapitel 2 vorgestellt worden war, wurde als Konzept der Wahl zur Begleitung sterbender Demenzerkrankter dargelegt und begründet. Es geht vom Konzept der Lebensqualität aus, die als rein subjektiv vom Betroffenen zu definierende Größe gesehen wird, und die im Zentrum der Bemühungen aller an der Versorgung und Betreuung Beteiligten zu stehen hat.

Unter der **Frage nach den Rahmenbedingungen, unter denen Sterbebegleitung bei Demenzerkrankten stattfindet,** wurden die Bereiche der Versorgung zu Hause und in den Einrichtungen der stationären Altenhilfe ausgeführt. Multiprofessionelle Teams in der Versorgung zu Hause und die Implementierung von Palliative Care und Hospizkultur in die Altenpflegeeinrichtungen können als Schritte gelten, strukturelle Voraussetzungen zu schaffen, um Demenzkranke dort im Sterben zu begleiten, wo sie leben. Wie dies in den letzten Jahren konzeptualisiert wurde, ist in Kapitel 5 beschrieben. Versorgungslücken wurden benannt, die oft dazu führen, dass Demenzerkrankte kurz vor dem Tod doch noch in eine stationäre Einrichtung umgesiedelt werden, obwohl die Angehörigen ihnen ermöglichen wollten, zu Hause zu sterben. Eine große Verunsicherung bei Angehörigen und Professionellen stellt sich oft in Akutsituationen ein. Instrumente wie Kriseninterventionspläne und Ethische Fallbesprechungen, die hier Abhilfe schaffen sollen, wurden in Kapitel 5.3 vorgestellt.

Mit der **Frage nach den Voraussetzungen für gelingende Sterbebegleitung** werden unterschiedliche gesellschaftliche Ebenen angesprochen. Beginnend bei der individuell-persönlichen Ebene kann hier von den Bedingungen der pflegenden Angehörigen ausgegangen werden, deren vielfältige Belastungen und Herausforderungen in den Kapiteln 4.7 und 5.1 beschrieben wurden. Für sie wären tragfähige Unterstützungsnetze, Entlastungsangebote - vor allem für die Nächte - rechtliche Ansprüche, die die Vereinbarkeit von Pflege und Berufstätigkeit ermöglichen, bezahlbare technische Hilfsmittel sowie Anspruch auf gesundheitliche Fürsorge von Nöten. Auf institutioneller Ebene ist eine gute Zusammenarbeit der unterschiedlichen an der Versorgung beteiligten Professionellen untereinander und mit den Ehrenamtlichen und Angehörigen unabdingbar. Eine weitere Voraussetzung ist eine hohe Fachkompetenz, die neben spezifischem Fachwissen zu Demenz und Palliative Care auch soziale Kompetenz und Reflexionsvermögen einschließt. Verschiedene Qualifizierungsmodelle wurden in Kapitel 5.2.4 vorgestellt.

Um die Voraussetzungen weiter zu verbessern, sind Weiterentwicklungen auf der Ebene der Gesetzgebung und der Rahmenvereinbarungen mit den Kranken- und Pflegekassen nötig. Dementengerechte Pflege erfordert Zeit. An den knapp bemessenen abrechenbaren Zeiteinheiten, die in der Pflege Maßgabe sind, scheitern viele Bemühungen. Hier müsste die besondere Situation Demenzerkrankter speziell Berücksichtigung finden. So könnte der vierte Aspekt der Isolation sterbender Demenzerkrankter gemildert werden: Die Isolation, die entsteht, weil der Demenzkranke mit seinem Tempo nicht in die schnellen, effizienten Abläufe einer Einrichtung passt. Weiterhin müsste sichergestellt werden, dass Palliative Care allen Menschen, die es brauchen, zu Gute kommt.

Darüber hinaus ist das Leben mit Demenz eingebettet in die Gesellschaft. Solang Menschen mit Demenzerkrankung am Rande der Gesellschaft stehen und hinter den Mauern von Einrichtungen dem Blick der Öffentlichkeit vorenthalten bleiben, sind soziale Teilhabe und Eingebundensein in die Gemeinschaft nicht möglich.

In diesem Sinne müssen sich die derzeitigen Professionalisierungsbestrebungen im Bereich der Sterbebegleitung hinterfragen lassen. Bringen Qualitätsmanagement, die Einführung von Standards und Zertifizierungsmaßnahmen ausschließlich Nutzen oder bergen sie nicht auch die Gefahr, das Lebensende zu managen, planbar zu machen und zu vereinheitlichen? Bietet ein solches „qualitätskontrolliertes Sterben"[238] noch die Möglichkeit, das eigene Leben als solches individuell und der Person gemäß zu beenden? Was tut wirklich not?

Franco Rest verwehrt sich gegen die Professionalisierung des Sterbebeistands und besondere Aus- und Weiterbildungsmodelle für Begleiter:

> „Wir brauchen keine neuen Gesprächstechniken, sondern mehr sprachliche Kultur; wir brauchen kein neues „Modell" zur Verarbeitung der eigenen Gefühle, sondern mehr Empathie und Durchgeistigung; wir brauchen keine allerorten institutionalisierte Supervision, sondern mehr wechselseitige Hilfsbereitschaft der Helfer"[239].

Reimer Gronemeyer sieht dies ähnlich. Hospiz und Palliative Care werden in den letzten Jahren immer mehr in die bestehenden Versorgungsstrukturen integriert, z.B. auch in den Bereich der stationären Altenpflege. Die Gefahr besteht, dass damit eine weitere „Expertisierung" des Sterbens einhergeht. Möglicherweise lässt sich diese verhindern, indem durch die Ehrenamtlichen eine Rückführung des Sterbens in die Gesellschaft erfolgt. Altenpflegeeinrichtungen stehen in der Gefahr, zu „medizinisch verwalteten Sterbeorten"[240] zu werden, anstatt zu Stätten, in denen eine lebendige Auseinandersetzung mit den Ängsten, Sorgen und dem Leiden der Gesellschaft stattfinden kann. Es braucht daher nicht nur eine Professionalisierung, sondern insbesondere eine „Laiisierung". Dies wäre eine wichtige Aufgabe für die Hospizbewegung mit ihrem bürgerschaftlichen Engagement.[241] Und es wäre eine Möglichkeit, die zweite Form der vierfachen Isolation zu beheben: die Isolation, die aus der Tatsache entsteht, dass die sterbende Person bei den umgebenden Menschen Angst und Rückzug auslöst.

Wenn es der Hospizarbeit gelingt, sich an dem Scheidepunkt, an dem sie nach Gronemeyer momentan steht, auf ihre eigenen Wurzeln zu besinnen und bei ihren Werten zu bleiben, so könnte sie dazu beitragen, eine „neue Kultur des Helfens"[242] zu entwickeln und in die Gesellschaft zu tragen.

---

238 Gronemeyer 2008a, S. 146.

239 Rest 2006, S. 13.

240 Pleschberger 2004, S. 173.

241 Vgl. Pleschberger 2004, S. 173.

Soll die vierfache Isolation sterbender Demenzkranker aufgehoben oder doch zumindest gemildert oder reduziert werden, sind noch weitere Schritte notwendig. Einige Gedanken dazu seien hier angeführt:

Demenz ist eine Krankheit, die jeden Menschen treffen kann. Sie tritt auf bei Menschen beider Geschlechter, aller sozialen Schichten und beim Durchschnittsbürger genauso wie bei Menschen mit außergewöhnlicher Intelligenz und Geisteskraft. Es gibt keine Möglichkeit, sich davor zu schützen. Gerade diese Tatsache löst Ängste aus. Ängste vor eigener Gebrechlichkeit, Kontrollverlust und Abhängigkeit. Dies führt dazu, den Kontakt mit Demenzerkrankten zu meiden, was diese wiederum in Isolation führt. Zur Erinnerung: der dritte Aspekt der vierfachen Isolation bezieht sich auf die für die umgebenden Menschen verunsichernde Demenzerkrankung, die zu deren Rückzug führt. Soll sich die Situation Demenzkranker ganz allgemein, besonders aber in schweren Krankheitsstadien und am Lebensende verbessern, so wird aus diesem Grund viel davon abhängen, welches Bild der Krankheit in die Öffentlichkeit transportiert wird. Die Medien haben hier eine Verantwortung. Noch immer werden Menschen, die an Demenz erkranken oftmals als elendig dahinvegetierende Wesen dargestellt, deren Menschenwürde in Frage gestellt wird.[243] Solche Äußerungen stärken Vorurteile, schüren Ängste und tragen indirekt zu Isolation und sozialem Sterben von Demenzkranken bei.

Doch es gibt auch andere - ermutigende - Beispiele, wie Demenz öffentlich dargestellt wird. Der offene Umgang von Inge Jens mit der Erkrankung ihres Mannes Walter Jens wirft ein anderes Licht auf das Leben mit der Krankheit. Dass ein Mann von so großer intellektueller Strahlkraft, der in der Öffentlichkeit stand und zu den herausragenden Denkern unserer Zeit gehörte, an (vaskulärer) Demenz erkrankt, macht klar, dass die Krankheit jeden treffen kann und dass auch geistige Aktivität keine Garantie ist, davon verschont zu bleiben. In dem Buch „Menschenwürdig sterben", das Walter Jens 1995 zusammen mit Hans Küng herausbrachte, hatten sich beide eindeutig für die Legalisierung der Aktiven Sterbehilfe ausgesprochen. Walter Jens schrieb, es wäre ihm eine große Beruhigung, um einen Hausarzt zu wissen, der ihm, im Falle unerträglichen Leidens zum Sterben verhelfen würde. Hans

---

242 Gronemeyer 2008a, S. 145.

243 Vgl. Wißmann 2008, S. 6.

Küng bezieht sich in seinen Aussagen direkt auf die Alzheimer-Krankheit. Auch wenn er möglicherweise selbst nicht spüren sollte, dass er diese Krankheit hat und auch nicht darunter leiden sondern ein zufriedenes Leben führen würde, so wolle er doch auf keinen Fall eines Tages zum Gespött der Leute durch Tübingen wandeln.[244]

Die 2. Auflage des Buches (2009) ist erweitert um Beiträge, die auf die Demenzerkrankung von Walter Jens Bezug nehmen. Hans Küng schildert in einem Vorwort seine Eindrücke von seinem Freund und seine eigene Hilflosigkeit, die dessen Sterbewünschen in ihm auslösen[245]. Inge Jens beschreibt in einem Nachwort ihr Nachdenken darüber wie sie ihrem Mann helfen kann. Sie kommt zu dem vorläufigen Schluss, dass ihre wichtigste Aufgabe im Moment nicht sei, ihrem Mann zum Sterben zu verhelfen,

> „sondern zu einem Leben, das, allen Einschränkungen und Schrecknissen, ja, allem Sich-selbst-abhanden-gekommen-Sein zum Trotz, menschenwürdig - das heißt Verzweiflung *und* Freude, Demütigung *und* Anerkennung bergend - genannt werden darf“[246].

Beide, Hans Küng und Inge Jens betonen, dass trotz der Unmöglichkeit einer geistigen Kommunikation eine emotionale durchaus noch stattfindet. Walter Jens' Pflegerin Margit Hespeler findet diesen Zugang zu ihm. Sie macht mit ihm das, was ihm körperlich und emotional gut tut. Besucht Zoo, Supermarkt und Spielplätze mit ihm, gewährt ihm den Kontakt zu anderen Menschen oder sucht mit ihm einsame Orte in der Natur auf, gibt ihm körperliche Zuwendung und vertritt ihre Grenzen, wenn er sie z.B. schlägt.

Die Offenheit und Ehrlichkeit, mit der Inge Jens über die Krankheit ihres Mannes und ihr eigenes Ringen um einen Umgang damit schreibt, ermutigt dazu Fragen, Gedanken und Gefühle, die in einer solchen Situation kommen, zuzulassen. Insbesondere wird deutlich, dass es keine eindeutigen Antworten gibt. Der Zustand verändert sich immer wieder. Das Befinden ist starken Schwankungen unterworfen. Sowohl Hans Küng als auch Inge Jens kommen in ihren Ausführungen zu dem Begriff „anheim-stellen“[247]. Nicht als Ablegen von Verantwortung, sondern als aktiven Prozess und einzig verbleibende Möglichkeit. Vielleicht kann in diesem „Anheim-Stellen“ ein heilsamer Gegen-

---

244 Vgl. Jens/Küng 1995, S. 209.

245 Vgl. Küng 2009, S. 9-16.

246 Jens 2009, S. 210; Hervorhebung im Original.

247 Jens, 2009, S. 210; Küng 2009, S. 13.

pol zu dem im Untertitel des Buches genannten „Plädoyer für Selbstverantwortung“ gesehen werden.

Reimer Gronemeyer beschreibt als Soziologe die gesellschaftliche Dimension der Demenz-Erkrankungen. Er sieht darin einen Spiegel unserer Gesellschaft und mahnt, wir sollten uns von den Dementen darüber aufklären lassen, wie es um unsere Gesellschaft steht. Jede Gesellschaft bringe ihre eigenen Krankheiten hervor. Demenz sei die Rückseite unserer Werte: sie enthalte all das, was wir am meisten fürchten und verabscheuen.[248]

In den Diskussionen der letzten Jahre um menschenwürdiges Sterben fiel immer wieder das Schlagwort „Selbstbestimmung am Lebensende“. Das Postulat der Selbstbestimmung wird kaum noch hinterfragt, es scheint von allgemeiner Gültigkeit zu sein und in direktem Zusammenhang mit der Menschenwürde zu stehen. Was geschieht nun, wenn Menschen nicht mehr in der Lage sind, für sich selbst zu entscheiden, über ihr Leben zu „bestimmen“? Verlieren sie dann ihre Würde? Für diesen Fall wird nahe gelegt, in einer Patientenverfügung den eigenen Willen vorsorglich festzulegen. Um noch mehr Sicherheit zu gewährleisten, dass dieser auch umgesetzt wird, wurde nach zähem Ringen und unzähligen Verhandlungen zwischen Politik, Verbänden und Kirchen im Jahr 2009 eine Gesetzesänderung bewirkt, die Patientenverfügungen verbindlich macht. Am 29.12.09 ist in der Südwestpresse zu lesen, dass dieses Gesetz noch immer nicht zu mehr Rechtssicherheit geführt hat, und dass es nach wie vor Situationen gibt, in denen es schwierig ist, den mutmaßlichen Willen des Patienten zu ermitteln. Die Frage stellt sich, ob es jemals möglich sein wird, alle Eventualitäten im Vorhinein zu planen und vorsorglich zu entscheiden. Und ob dies wirklich wünschenswert ist und dem Leben entspricht.

Andreas Kruse, Professor für Gerontologie an der Universität Heidelberg, spricht von der Aufgabe des Menschen, die Ordnung des Lebens und die Ordnung des Todes in sich zu integrieren. Im Verlaufe des Lebens haben sie unterschiedliches Gewicht. In jungen Jahren steht die Ordnung des Lebens im Vordergrund. Später zeigen sich mehr und mehr Elemente der Ordnung des Todes. Beide sind jedoch immer als Prinzipien im Leben vorhanden. Merkmale der Ordnung des Todes

248 Vgl.Gronemeyer 2008b, S. 12.

sind die Verletzlichkeit und die Vergänglichkeit der Existenz. Demenzerkrankte konfrontieren ihre Umgebung mit der Ordnung des Todes. Das führt leicht dazu, dass die Ausdrucksformen der Ordnung des Lebens bei ihnen übersehen und nicht mehr wahrgenommen werden. Diese zeigen sich z.B. im differenzierten emotionalen Ausdruck.

Wenn Kruse von Ordnung des Todes spricht, bringt er damit zum Ausdruck, dass der Tod nicht ein einzelnes Ereignis sondern ein strukturierendes Prinzip ist, das sich in verschiedenen Situationen des Lebens zeigt, z.B. bei schwerer Krankheit, Verlusterfahrungen oder immer, wenn die Begrenztheit des Lebens deutlich wird. Die Ordnung des Lebens wird in der Selbstaktualisierungstendenz[249] des Menschen gesehen. Sie ist das Streben des Menschen, sich mit den erhaltenen Fähigkeiten auszudrücken und zu verwirklichen und daraus erfüllte und glückliche Momente zu erleben. Die Selbstaktualisierungstendenz bleibt dem Menschen erhalten, solang er lebt.[250]

In unserer Gesellschaft werden diese Ordnungen üblicherweise als von einander geschieden betrachtet. Auf der einen Seite das Leben, auf der anderen Seite der Tod, stehen sich beide unverbunden gegenüber. Ein Wahrnehmen jeweils beider Ordnungen könnte möglicherweise zu einem ganzheitlicheren Verständnis des Lebens beitragen. Die Gesunden, Starken, Leistungsfähigen, Helfenden würden das Schwache, Hilfsbedürftige in sich kennen und annehmen. Die Kranken, Schwachen, Hilfsbedürftigen würden mit der ihnen innewohnenden Kraft und dem Willen zu Selbstausdruck gesehen und anerkannt. Menschen mit Demenz sind abhängig von der Hilfe anderer Menschen. Eine positiv bejahende Haltung zu dieser Abhängigkeit zu finden, ist nur möglich, wenn die Würde nicht in Frage gestellt wird, wenn Vertrauen möglich ist und Menschen sich geschützt fühlen.[251]

**Zu letzt:**

So wie wir bei den Demenzkranken auf ihre Defizite schauen können oder auf ihre Potenziale, so haben wir auch bei diesem Thema insgesamt die Wahl, auf das zu schauen, was noch alles fehlt, oder aber auch zu sehen, wie viel schon getan wird. Dem gebührt Wertschätzung und Anerkennung. Menschen lassen sich berühren, werden initiativ, engagieren sich, wollen zur Verbesserung der Lebensqualität anderer Men-

249 Vgl. auch Kapitel 3.3.8.

250 Vgl. Kruse 2010, S. 5 f.

251 Vgl. Kruse 2010, S. 6.

schen beitragen. Es besteht eine hohe Bereitschaft, sich einzusetzen und diese ist zu würdigen. Menschen engagieren sich ehrenamtlich und in den unterschiedlichen Berufsgruppen, in der Pflege, unter den Ärzten, im Bereich Sozialarbeit, Seelsorge, bei den Psychologen. Das multiprofessionelle Miteinander und auch die Verzahnung von Wissenschaft und Praxis zeigen, dass es ein gemeinsames Interesse Vieler gibt und eine Bereitschaft, sich zu solidarisieren, eigene Standpunkte mit anderen auszutauschen, mit einander und von einander zu lernen, und gemeinsam an befriedigenden Lösungen zu arbeiten. Sterbende Demenzerkrankte konfrontieren uns in hohem Maße mit den Grenzen der Machbarkeit. Dass wir in unserer Arbeit immer wieder an diese Grenzen stoßen, schafft auch eine Verbindung zu ihnen.

# 6 Persönliches Nachwort

Ich gehöre potenziell zu den Demenzkranken von morgen.

Manchmal nehme ich bei mir selbst etwas wahr, das mich an Demenz denken lässt – Mühe mich zu konzentrieren oder zu geistiger Arbeit zu motivieren, Schwierigkeiten, die richtigen Worte zu finden bei der Suche nach geschliffenen Formulierungen, Begrenzung meiner intellektuellen Fähigkeiten im Vergleich mit anderen Menschen – und ich bekomme eine Ahnung davon, was Menschen erleben, die an einer Demenz erkranken.

Was wünsche ich mir für mich selbst, wenn ich in die Situation komme, dass ich tatsächlich Krankheitszeichen entwickle? Ich wünsche mir Menschen, mit denen ich über meinen Zustand sprechen kann, die die Veränderungen, die ich an mir wahrnehme, ernst nehmen, sich meine Reaktionen darauf und meine Interpretationen anhören, sich interessieren. Menschen, die mit mir im Gespräch bleiben, über ihr Erleben und meines. Die Kontakt mit mir halten – trotzdem. Ich wünsche mir, dass ich weiterhin als die Person gesehen werde, die ich bin. Dass nichts vertuscht oder beschönigt wird, ich aber auch nicht reduziert werde auf die Krankheit. Und ich wünsche mir, dass in dieser Situation die von mir vernachlässigten Bereiche meines Lebens zum Tragen kommen. Auch mein Leben ist geprägt von Leistungsorientierung, Zielstrebigkeit und Effizienzdenken. Demenz bringt uns mit der anderen Seite in Kontakt. Wenn ich dement werde, möchte ich mich darauf verlassen können, dass die anderen die Verantwortung übernehmen, damit ich loslassen und mich anvertrauen kann. Ich wünsche mir, dass sie mir das ermöglichen, was in meinem jetzigen Leben oft zu kurz kommt. Begegnung einfach um der Begegnung willen. Sinnliche Erfahrung im Augenblick. Zweckfrei. Dem Regen lauschen. Tun, das sich selbst genießt: Stricken – oder was davon übrig blieb, das Gefühl der Wolle zwischen den Fingern. Schreiben – auch, wenn es keinen Sinn mehr ergibt, lediglich für den Genuss des leichten Widerstandes, wenn die Kugelschreibermine über das Blatt gleitet. Angenommen sein ohne jede Leistung. Und ich wünsche mir, dass es Menschen gibt, die gern zu mir kommen, weil sie sich durch die Begegnung beschenkt fühlen, auch wenn ich sie nicht (er)kenne. Weil sie es mögen, wenn ich ihnen die Haare aus dem Gesicht streiche, während ich sie betrachte. Weil ihnen das stille Mit-mir-sein etwas gibt.

Ich bin – wahrscheinlich – eine der Dementen von morgen. Heute will ich so leben, dass meine Wünsche eine Möglichkeit haben, Wirklichkeit zu werden.

Das Schreiben dieser Arbeit, die intensive Auseinandersetzung mit dem Thema, ist ein Schritt dazu. Ein weiterer ist, mich mit den mir nahe stehenden Menschen darüber auszutauschen, was für mich auf der Rückseite der Medaille, auf deren Vorderseite „Leistung“ steht, mein Leben lebenswert macht.

Über dieses Persönliche hinaus möchte ich dazu beitragen, dass in unserer Gesellschaft weitere Schritte gemacht werden, die die Lebensqualität der heute Dementen verbessern. Ich möchte sie besuchen und begleiten und mich dafür engagieren, dass das Thema Sterben und Demenz weiterhin immer mehr Menschen zugänglich wird.

# 7 Literaturverzeichnis


Baer, Udo: Innenwelten der Demenz. Das SMEI-Konzept. Neukirchen-Vluyn 2007.

Bauer, Joachim: Warum ich fühle, was du fühlst. Intuitive Kommunikation uns das Geheimnis der Spiegelneurone.10. Auflage, Hamburg 2006.

Beyer, Sigrid u.a.: Hospizkultur und Mäeutik. Nachhaltig Organisationskultur für das Leben bis zuletzt entwickeln in den Pflege- und Sozialzentren der Caritas Socialis in Wien. In: Heller, Andreas/Heimerl, Katharina/Husebø, Stein (Hrsg.): Wenn nichts mehr zu machen ist, ist noch viel zu tun. Wie alte Menschen würdig sterben können. 3. aktualisierte und erweiterte Auflage, Freiburg 2007, S. 169-178.

Bäuerle, Katharina: Palliatives Milieu: Umgebungsgestaltung in der letzten Lebensphase. In: DeSSorientiert. Demenz Support Stuttgart, 2007 Heft 1, S. 17-21.

Beutel Helmuth /Tausch Daniela (Hrsg.): Sterben – eine Zeit des Lebens. Ein Handbuch der Hospizbewegung. Stuttgart 1989.

Boes, Charlotte: Palliativkompetenz: Qualität durch Qualifizierung. In: DeSSorientiert. Demenz Support Stuttgart, 2007 Heft 1, S. 28-32.

Brokamp, Barbara: Palliativpflege und Hospizpflege – leider oft noch ein Privileg! In: Lilie, Ulrich/Zwierlein, Eduard (Hrsg.): Handbuch Integrierte Sterbebegleitung. Gütersloh 2004, S. 252-258.

Buchmann, Klaus-Peter: Demenz und Hospiz. Sterben an Demenz erkrankte Menschen anders? Wuppertal 2007.

Bundesarbeitsgemeinschaft Hospiz e.V.: Qualitätsanforderungen zur Vorbereitung Ehrenamtlicher in der Hospizarbeit. Niederzier 2005.

Deutsche Alzheimer Gesellschaft e.V.: Alzheimer Europe Report. Pflege und Betreuung von Menschen mit Demenz am Lebensende. Berlin 2009a.

Deutsche Alzheimer Gesellschaft e.V. Selbsthilfe Demenz: Das Wichtigste über die Alzheimer-Krankheit. Ein kompakter Ratgeber. 15. aktualisierte Auflage, Berlin 2009b.

Deutsche Hospiz Stiftung: Hospizliche Begleitung und Palliative-Care-Versorgung in Deutschland (HPCV-Studie). In: Sonder Hospiz Info Brief 2, Dortmund 2009.

Diakonisches Werk EKD: Leben bis zu letzt. Implementierung von Hospizarbeit und Palliativbetreuung in Einrichtungen der stationären Altenhilfe. In: Heller, Andreas/Heimerl, Katharina/Husebø, Stein (Hrsg.): Wenn nichts mehr zu machen ist, ist noch viel zu tun. Wie alte Menschen würdig sterben können. 3. aktualisierte und erweiterte Auflage, Freiburg 2007, S. 554-562.

Drolshagen, Christoph: „Kostbarster Unterricht an den Sterbebetten". Vorbereitung Ehrenamtlicher auf ihren Einsatz in der Begleitung Sterbender. In: Lamp, Ida (Hrsg.): Hospiz-Arbeit konkret: Grundlagen – Praxis – Erfahrungen. Gütersloh 2001, S. 93-107.

Drolshagen, Christoph: Keine Begleitung ohne Begleitung. Supervision und andere Begleitungsformen in der Hospizarbeit. In: Lamp, Ida (Hrsg.): Hospiz-Arbeit konkret: Grundlagen – Praxis – Erfahrungen. Gütersloh 2001, S. 108-116.

Drolshagen, Christoph/Schneider, Catrina E.: Hospizlichkeit in Krankenhäusern und Altenheimen. In: Lamp, Ida (Hrsg.): Hospiz-Arbeit konkret: Grundlagen – Praxis – Erfahrungen. Gütersloh 2001, S. 39-52.

Ester, Annette: Palliative Care für alte Menschen. In: Lilie, Ulrich/Zwierlein, Eduard (Hrsg.): Handbuch Integrierte Sterbebegleitung. Gütersloh 2004, S. 345-358.

Glaser, Barney G./Strauss, Anselm L.: Betreuung von Sterbenden. Eine Orientierung für Ärzte, Pflegepersonal, Seelsorger und Angehörige. 2., überarbeitete Auflage. Göttingen 1974.

Gräßel, Elmar: Häusliche Pflege dementiell und nicht dementiell Erkrankter. Teil I: Inanspruchnahme professioneller Pflegehilfe. In: Zeitschrift für Gerontologie und Geriatrie, Band 31 1998, Heft 1, S. 52 – 62.

Gronemeyer, Reimer: Sterben in Deutschland. Wie wir dem Tod wieder einen Platz in unserem Leben einräumen können. Frankfurt 2008a.

Gronemeyer, Reimer: Scheitern und Gelingen: Zum Umgang mit Menschen in fortgeschrittenen Stadien der Demenz – Was können wir lernen? In: Demenz Support Stuttgart. Dokumentation des Fachtags Best Practice 2008. SinnVolle Ansätze zur Begleitung von Menschen mit Demenz in weit fortgeschrittenen Stadien der Erkrankung, Stuttgart 2008b, S. 9-13.

Haßelmann, Karl J./Wollensack, Heinz: Die Betreuung sterbender Menschen ist so gut wie die Kommunikation der Mitarbeiterinnen und Mitarbeiter untereinander: ein indirktes Plädoyer für das Hospiz. In: Lilie, Ulrich/Zwierlein, Eduard (Hrsg.): Handbuch Integrierte Sterbebegleitung. Gütersloh 2004, S. 75-81.

Hautzinger, Martin/Thies, Elisabeth: Klinische Psychologie: Psychische Störungen. Workbook. Weinheim/Basel 2008.

Heimerl, Katharina/Heller, Andreas/Pleschberger, Sabine: Implementierung der Palliative Care im Überblick. In: Knipping, Cornelia (Hrsg.): Lehrbuch Palliative Care. 2., durchgesehene und korrigierte Auflage, Bern 2007, S. 50-57.

Held-Hildebrand, Renate: Die Finalphase des Lebens. In: Lilie, Ulrich/Zwierlein, Eduard (Hrsg.): Handbuch Integrierte Sterbebegleitung. Gütersloh 2004, 247-251.

Heller, Andreas/Heimerl, Katharina: Zur Institutionalisierung und Deinstitutionalisierung des Sterbens – Oder: Wollen wir wirklich alle zu Hause sterben? In: Heller, Andreas/Heimerl, Katharina/Husebø, Stein (Hrsg.): Wenn nichts mehr zu machen ist, ist noch viel zu tun. Wie alte Menschen würdig sterben können. 3. aktualisierte und erweiterte Auflage, Freiburg 2007, S. 480-491.

Heller, Andreas/Knipping, Cornelia: Palliative Care – Haltungen und Orientierungen. In: Knipping, Cornelia (Hrsg.): Lehrbuch Palliative Care. 2., durchgesehene und korrigierte Auflage, Bern 2007, S. 39-47.

Heller, Andreas/Wegleitner, Klaus: Palliative Care in der stationären Altenhilfe – Ansätze der Implementierung. In Knipping, Cornelia (Hrsg.): Lehrbuch Palliative Care. 2., durchgesehene und korrigierte Auflage, Bern 2007, S. 73-80.

Heller, Andreas/Wegleitner, Klaus/Heimerl, Katharina: Palliative Care in der Altenhilfe – Ansätze der Implementierung. In: Heller, Andreas/Heimerl, Katharina/Husebø, Stein (Hrsg.): Wenn nichts mehr zu machen ist, ist noch viel zu tun. Wie alte Menschen würdig sterben können. 3. aktualisierte und erweiterte Auflage, Freiburg 2007, S. 351-366.

Heller, Birgit/Heller, Andreas: Spiritualität und Spiritual Care. In: Praxis Palliative Care. Das Jahresheft. Spiritualität und Spiritual Care. 2009, S. 9-11.

Herbke, Annette: Hausärztliche Versorgung von Menschen mit Demenz in der letzten Phase ihres Lebens – zuhause und im Pflegeheim. In: Lamp, Ida (Hrsg.): Umsorgt sterben. Menschen mit Demenz in ihrer letzten Lebensphase begleiten. Stuttgart 2010, S. 94-96.

Hoffmann, Barbara: Die ambulante Begleitung von Schwerst- und Sterbenskranken und ihren Angehörigen. In: Lilie, Ulrich/Zwierlein, Eduard (Hrsg.): Handbuch Integrierte Sterbebegleitung. Gütersloh 2004, S. 269-277.

Imhof, Arthur E.: Ars Moriendi. Die Kunst des Sterbens einst und heute. Wien/Köln/ Böhlau 1991.

Isensee, Friederike: Standardisiertes Sterben – welchen Nutzen haben wir davon? In: Lilie, Ulrich/Zwierlein, Eduard (Hrsg.): Handbuch Integrierte Sterbebegleitung. Gütersloh 2004, S 50-59.

Jens, Walter/Küng, Hans: Menschenwürdig sterben. Ein Plädoyer für Selbstverantwortung. München 1995.

Jens, Inge: Ein Nach-Wort in eigener Sache (2008). In: Jens, Walter/Küng, Hans: Menschenwürdig sterben. Ein Plädoyer für Selbstverantwortung. Erweiterte und aktualisierte Neuausgabe. München 2009, S. 199-211.

Kaerger-Sommerfeld/Oblierts Rainer: Die Bedeutung des individuellen Biographieverständnisses von Palliativpatienten im Angesicht von lebensbedrohlicher Erkrankung und Sterben. In: Lilie, Ulrich/Zwierlein, Eduard (Hrsg.): Handbuch Integrierte Sterbebegleitung. Gütersloh 2004, S. 88-98.

Klapper, Bernadette/Kojer, Marina/Schwänke, Ulf: Palliative Praxis – Ein Curriculum zur Begleitung alter Menschen. In: Heller, Andreas/Heimerl, Katharina/Husebø, Stein (Hrsg.): Wenn nichts mehr zu machen ist, ist noch viel zu tun. Wie alte Menschen würdig sterben können. 3. aktualisierte und erweiterte Auflage, Freiburg 2007, S. 445-456.

Klenovsky, Christiane: Den Mantel ausbreiten. In: Altenpflege, 2009, S. 37-39.

Kolb, Christian: Essen und Trinken am Lebensende von Menschen mit Demenz. In: Lamp, Ida (Hrsg.): Umsorgt sterben. Menschen mit Demenz in ihrer letzten Lebensphase begleiten. Stuttgart 2010, S. 50-55.

Kojer, Marina: Demenz und Palliative Care. In: Kränzle, Susanne/Schmid, Ulrike/Seeger, Christa: Palliative Care. Handbuch für Pflege und Begleitung. 3., überarbeitete und erweiterte Auflage. Heidelberg 2010, S. 309-320.

Kostrzewa, Stephan: Palliative Pflege von Menschen mit Demenz. Bern 2008a.

Kostrzewa, Stephan: Palliative Pflege von Menschen mit Demenz. In: Dr. med. Mabuse. Zeitschrift für alle Gesundheitsberufe, 33. Jahrgang 2008b, Nr. 172, S. 24-27.

Kostrzewa, Stephan/Kutzner, Marion: Was wir noch tun können! Basale Stimulation in der Sterbegleitung. 4., überarbeitete und ergänzte Auflage. Bern 2009.

Kovach, Christine: Nachgefragt: Interview mit Prof. Christine R. Kovach. In: DeSSorientiert. Demenz Support Stuttgart, 2007 Heft 1, S. 33-37.

Kränzle, Susanne: Qualitätsmanagement in Einrichtungen der Sterbebegleitung am Beispiel eines stationären Hospizes. In: Kränzle, Susanne/Schmid, Ulrike/Seeger, Christa: Palliative Care. Handbuch für Pflege und Begleitung. 3., überarbeitete und erweiterte Auflage. Heidelberg 2010, S. 175-181.

Kreß, Harmut: Die Würde von Sterbenden achten. In: Lilie, Ulrich/Zwierlein, Eduard (Hrsg.): Handbuch Integrierte Sterbebegleitung. Gütersloh 2004, S. 34-44.

Kruse, Andreas: Geleitwort. In: Lamp, Ida (Hrsg.): Umsorgt sterben. Menschen mit Demenz in ihrer letzten Lebensphase begleiten. Stuttgart 2010, S. 5-7.

Küng, Hans: Appell zur Versachlichung der Diskussion. In: Jens, Walter/Küng, Hans: Menschenwürdig sterben. Ein Plädoyer für Selbstverantwortung. Erweiterte und aktualisierte Neuausgabe. München 2009, S. 9-16.

Kunstmann, Anne-Christin: Hospizmitarbeiterinnen - die „besseren“ Kinder? Zur Rolle von Hospizmitarbeiterinnen in der Kooperation mit den Familien. Vortrag im Rahmen der 3. Süddeutschen Hospiztage 10.-12. Juli 2002 Bad Boll. Universität Bielefeld.

Lärm, Mechthild: Musik und Spiritualität in der Arbeit mit demenzkranken Menschen. In: Die Hospiz-Zeitschrift, 3. Jahrgang 2001, Heft 2, S. 11.

Lamp, Ida: Hospizarbeit in Deutschland. In: Lamp, Ida (Hrsg.): Hospiz-Arbeit konkret: Grundlagen – Praxis – Erfahrungen. Gütersloh 2001a, S. 17-38.

Lamp, Ida: Hospiz – zur Geschichte einer Idee. In: Lamp, Ida (Hrsg.): Hospiz-Arbeit konkret: Grundlagen – Praxis – Erfahrungen. Gütersloh 2001b, S. 9-16.

Lamp, Ida: Qualifizierung und Begleitung der Begleiter. In: Lamp, Ida (Hrsg.): Umsorgt sterben. Menschen mit Demenz in ihrer letzten Lebensphase begleiten. Stuttgart 2010a, S. 172-175.

Lamp, Ida: Religiöse und spirituelle Begleitung von Menschen mit weit fortgeschrittener Demenz. In: Lamp, Ida (Hrsg.): Umsorgt sterben. Menschen mit Demenz in ihrer letzten Lebensphase begleiten. Stuttgart 2010b, S. 78-81.

Lamp, Ida: Ehrenamt in der Versorgung von sterbenden Menschen mit Demenz. In: Lamp, Ida (Hrsg.): Umsorgt sterben. Menschen mit Demenz in ihrer letzten Lebensphase begleiten. Stuttgart 2010c, S. 158- 163.

Lilie, Ulrich: Zur Implementierung der Hospizidee in Krankenhäusern und Einrichtungen der Altenhilfe. In: Lilie, Ulrich/Zwierlein, Eduard (Hrsg.): Handbuch Integrierte Sterbebegleitung. Gütersloh 2004, S. 45-49.

Lilie, Ulrich: Zur Seelsorge an Sterbenden. In: Lilie, Ulrich/Zwierlein, Eduard (Hrsg.): Handbuch Integrierte Sterbebegleitung. Gütersloh 2004, S. 82-87.

Lind, Sven: Demenzkranke Menschen pflegen. Grundlagen, Strategien und Konzepte. Bern 2003.

Lueb-Pietron, Christel: Erfahrungen mit Leben – Sterben – Tod. In: Lilie, Ulrich/Zwierlein, Eduard (Hrsg.): Handbuch Integrierte Sterbebegleitung. Gütersloh 2004, S. 314-321.

Lückel, Kurt: Begegnung mit Sterbenden. „Gestaltseelsorge" in der Begleitung strebender Menschen. 4. Auflage, Gütersloh 1994.

Magnusson, Kai/Dietrich, Corinna: Wo Menschen häufig sterben. In: Lilie, Ulrich/Zwierlein, Eduard (Hrsg.): Handbuch Integrierte Sterbebegleitung. Gütersloh 2004, S. 331-338.

Mennemann, Hugo: Sterben lernen heißt leben lernen: Sterbebegleitung aus sozialpädagogischer Sicht. Münster 1998.

Müller, Kerstin: Angehörige: Abschied nehmen – Entscheidungen treffen. In: DeSSorientiert. Demenz Support Stuttgart, 2006 Heft 2, S. 23-30.

Müller, Kerstin: AnSehen-Konzept zur Sterbebegleitung von Menschen mit Demenz. In: DeSSorientiert. Demenz Support Stuttgart, 2007 Heft 1, S. 38-40.

Myller, Susanne: Aufbruch zu ehrenamtlicher Tätigkeit. In: Lamp, Ida (Hrsg.): Hospiz-Arbeit konkret: Grundlagen – Praxis – Erfahrungen. Gütersloh 2001, S. 90-92.

Perrar, Klaus M.: Palliativmedizinische Aspekte Demenzkranker in ihrer letzten Lebensphase. In: DeSSorientiert. Demenz Support Stuttgart, 2006 Heft 2, S. 19-22.

Pfeiffer-Schaupp, Ulrich: Prä-Therapie in der Altenpflege. Neue Zugänge zu Menschen mit schwerer Demenz. In: Zeitschrift für Gerontologie und Geriatrie, Band 42 2009, Heft 4, S. 336-341.

Pflegeheim Heiliggeiststift, Freiburg im Breisgau: OASE – eine Wohneinheit für demenziell erkrankte bettlägerige Menschen. In: Demenz Support Stuttgart. Dokumentation des Fachtags Best Practice 2008. SinnVolle Ansätze zur Begleitung von Menschen mit Demenz in weit fortgeschrittenen Stadien der Erkrankung, Stuttgart 2008, S. 28.

Pleschberger, Sabine: „Bloß nicht zur Last fallen!" Leben und Sterben in Würde aus der Sicht alter Menschen in Pflegeheimen. Dissertation zur Erlangung des Doktorgrades des Fachbereichs Gesellschaftswissenschaften der Justus-Liebig-Universität Gießen. Wien 2004.

Pleschberger, Sabine: Die Perspektive der Angehörigen in der Betreuung zu Hause. In: Heller, Andreas/Heimerl, Katharina/Husebø, Stein (Hrsg.): Wenn nichts mehr zu machen ist, ist noch viel zu tun. Wie alte Menschen würdig sterben können. 3. aktualisierte und erweiterte Auflage, Freiburg 2007, S. 492-506.

Pro Alter: Die Qualitätsgeleitete Pflegeoase: Ein neuer Weg zur Begleitung von Menschen mit Demenz in ihrer letzten Lebensphase. In: Pro Alter, Kuratorium Deutsche Altershilfe, 2009, Heft 2, 46-51.

Radzey, Beate: Überblick: Diskussionsstand zum Thema „Menschen mit Demenz in ihrer letzten Lebensphase". In: DeSSorientiert. Demenz Support Stuttgart, 2006 Heft 2, S. 6-11.

Radzey, Beate: Überblick: Diskussionsstand zum Thema „Pflegeheime: Lebensräume bis zum Ende". In: DeSSorientiert. Demenz Support Stuttgart, 2007 Heft 1, S. 6-16.

Rest, Franco: Sterbebeistand, Sterbebegleitung, Sterbegeleit. Handbuch für den stationären und ambulanten Bereich. 5. vollständig überarbeitete und erweiterte Auflage, Stuttgart 2006.

Rinpoche, Sogyal: Das tibetische Buch vom Leben und vom Sterben. Ein Schlüssel zum tieferen Verständnis von Leben und Tod. Überarbeitete und aktualisierte Neuausgabe, Bern 2003.

Rutenkröger, Anja/Boes, Charlotte: Forschung: Mensch bleiben bis zum Ende – Lebensqualität und Einschätzungsinstrumente. In: DeSSorientiert. Demenz Support Stuttgart, 2006 Heft 2, S. 12-17.

Rutenkröger, Anja/Kuhn, Christina: „Im Blick haben". Evaluationsstudie zur Pflegeoase im Seniorenzentrum Holle. Demenzsupport Stuttgart, Zentrum für Wissenstransfer, 2008.

Schacke, Claudia/Zank, Susanne: Zur Pflege demenzkranker Menschen: Die differentielle Bedeutung spezifischer Belastungsdimensionen für das Wohlbefinden der Pflegenden und die Stabilität der häuslichen Pflegesituation. In: Zeitschrift für Gerontologie und Geriatrie, Band 31 1998, Heft 5, S. 355 - 361.

Schaefer, Iris Luzie/Dorschner, Stephan: „Zu Hospiz gehört doch der ganze Mensch!" – Ehrenamtliche Hospizbegleiter im Einsatz bei Demenzkranken. In: Pflege, 2007, Heft 20, S. 129-136.

Schindler, Thomas: Palliative Care in der ambulanten Versorgung. In Knipping, Cornelia (Hrsg.): Lehrbuch Palliative Care. 2., durchgesehene und korrigierte Auflage, Bern 2007, S. 58-66.

Schneider, Catrina E.: Ehrenamtliche Hospizarbeit konkret. In: Lamp, Ida (Hrsg.): Hospiz-Arbeit konkret: Grundlagen – Praxis – Erfahrungen. Gütersloh 2001, S. 72-89.

Schneider, Catrina E.: Hospizarbeit und Ehrenamtlichkeit. In: Lamp, Ida (Hrsg.): Hospiz-Arbeit konkret: Grundlagen – Praxis – Erfahrungen. Gütersloh 2001, S. 59- 71.

Schmidl, Martina: Lebensqualität. In: Kojer, Marina (Hrsg.): Alt, krank und verwirrt. Einführung in die Praxis der Geriatrie. 3. überarbeitete und erweiterte Auflage, Freiburg 2008, S. 371-384.

Schmidt, Annemie/Neu, Hedwig: Validation® und Sterben. In: Lilie, Ulrich/Zwierlein, Eduard (Hrsg.): Handbuch Integrierte Sterbebegleitung. Gütersloh 2004, S. 99-108.

Schragel, Susanne: Handeln wir in deinem Sinne? In: Kojer, Marina (Hrsg.): Alt, krank und verwirrt. Einführung in die Praxis der Geriatrie. 3. überarbeitete und erweiterte Auflage, Freiburg 2008, S. 61-70.

Schwermann, Meike: Kriseninterventionspläne für die vorbeugende professionelle palliative Versorgung am Lebensende. In: Lamp, Ida (Hrsg.): Umsorgt sterben. Menschen mit Demenz in ihrer letzten Lebensphase begleiten. Stuttgart 2010, S. 122-127.

Seibert, Ute: Die Rolle der Ehrenamtlichen in der Sterbebegleitung. In: Lilie, Ulrich/Zwierlein, Eduard (Hrsg.): Handbuch Integrierte Sterbebegleitung. Gütersloh 2004, S. 123-125.

Seeger, Christa/Kränzle Susanne/Ettwein-Fries, Christine/Schmid, Ulrike: Organisationsformen von Palliative Care – verschiedene Orte der Sterbebegleitung. In: Kränzle, Susanne/Schmid, Ulrike/Seeger, Christa: Palliative Care. Handbuch für Pflege und Begleitung. 3., überarbeitete und erweiterte Auflage. Heidelberg 2010, S. 131-174.

Sifton, Carol B.: Das Demenz-Buch. Ein „Wegbegleiter" für Angehörige, Pflegende und Aktivierungstherapeuten. Bern 2008.

Specht-Tomann, Monika/Tropper, Doris: Zeit des Abschieds. Sterbe- und Trauerbegleitung. 4. Auflage, Düsseldorf 2002.

Statistisches Bundesamt: Ergebnisse der 10. koordinierten Bevölkerungsvorausberechnung, 2003.

Statistisches Bundesamt: Pressemitteilung Nr. 167 vom 13.4.2006. Neue Modellrechnung zur Lebenserwartung für Geburtsjahrgänge. Wiesbaden, 2006.

Statistisches Bundesamt: Pressemitteilung Nr. 364 vom 24.9.2009. Lebenserwartung in Deutschland steigt weiter an. Wiesbaden, 2009.

Steffen-Bürgi, Barbara: Reflexionen zu ausgewählten Definitionen der Palliative Care. In Knipping, Cornelia (Hrsg.): Lehrbuch Palliative Care. 2., durchgesehene und korrigierte Auflage, Bern 2007, S. 30-38.

Steurer, Jochen: Hospiz am Wendepunkt? Chancen und Gefahren für die ambulante Hospizarbeit durch die Krankenkassenfinanzierung gemäß §39 a Abs. 2 SGB V (Rahmenvereinbarung vom 3.9.2002) In: Wege zum Menschen, 56. Jg. 2004, S. 168 – 183.

Student, Johann-Christoph/Mühlum, Albert/Student, Ute: Soziale Arbeit in Hospiz und Palliative Care. München 2004.

Timmermanns, Paul: Der Schmerz und die Ethik der Sterbebegleitung. In: Lilie, Ulrich/Zwierlein, Eduard (Hrsg.): Handbuch Integrierte Sterbebegleitung. Gütersloh 2004, S. 23-33.

Voß, Jutta: Ehrenamt in der stationären Altenhilfe - Erfahrungen mit dem Prozess der Implementierung. In: Lamp, Ida (Hrsg.): Umsorgt sterben. Menschen mit Demenz in ihrer letzten Lebensphase begleiten. Stuttgart 2010, S. 163-167.

Wacker, Monika: Ethikberatung - Neue Unterstützung für Begleiter von Menschen mit Demenz. In: Lamp, Ida (Hrsg.): Umsorgt sterben. Menschen mit Demenz in ihrer letzten Lebensphase begleiten. Stuttgart 2010, S. 28-32.

Weichselbraun, Andreas: Demenz - ein (un)zeitiger Abschied, eine offene Gestalt? Betrachtungen zu Feldbedingungen und zur Phänomenologie von Demenz an Hand eines Familienschicksals. In: Gestalttherapie, 23. Jahrgang 2009, Heft 1, S. 15-28.

Weiher, Erhard: Wie mit Schwerkranken über Spiritualität reden? In: Die Hospizzeitschrift. Fachforum für Hospizarbeit, 4. Jahrgang 2002, Heft 1, S. 9-12.

Weiher, Erhard: Spirituelle Begleitung in der Palliativen Betreuung. In Knipping, Cornelia (Hrsg.): Lehrbuch Palliative Care. 2., durchgesehene und korrigierte Auflage, Bern 2007, S. 438-453.

Weiss, Angelika: Berührende Sterbebegleitung. In: Lilie, Ulrich/Zwierlein, Eduard (Hrsg.): Handbuch Integrierte Sterbebegleitung. Gütersloh 2004, S. 109-114.

Wilkening, Karin: Hospizarbeit. Milieutherapeutischer „Luxus" für Demenzkranke? In: Die Hospizzeitschrift. Fachforum für Hospizarbeit, 3. Jahrgang 2001, Heft 2, S. 8-11.

Wißmann, Peter u.a.: Demenzkranken begegnen. Reihe: Robert-Bosch-Stiftung (Hrsg.): Gemeinsam für ein besseres Leben mit Demenz. Bern 2007.

Wißmann, Peter: Nicht-medikamentöse Interventionen: Interaktion mit allen Sinnen. In: DeSSorientiert. Demenz Support Stuttgart, 2007, Heft 1, S. 22-27.

Wißmann, Peter: Begrüßung und Einführung ins Thema. In: Demenz Support Stuttgart. Dokumentation des Fachtags Best Practice 2008. SinnVolle Ansätze zur Begleitung von Menschen mit Demenz in weit fortgeschrittenen Stadien der Erkrankung, Stuttgart 2008.

Wojnar, Jan: Demenz und Sterben. In: Die Hospizzeitschrift. Fachforum für Hospizarbeit, 3. Jahrgang 2001, Heft 2, S. 5-6.

Zwierlein, Eduard: Alle Menschen müssen sterben. In: Lilie, Ulrich/Zwierlein, Eduard (Hrsg.): Handbuch Integrierte Sterbebegleitung. Gütersloh 2004a, S. 9-15.

Zwierlein, Eduard: Grundlagen der Kommunikation. In: Lilie, Ulrich/Zwierlein, Eduard (Hrsg.): Handbuch Integrierte Sterbebegleitung. Gütersloh 2004b, S 67-74.

Zwierlein, Eduard: Menschenwürdig sterben. In: Lilie, Ulrich/Zwierlein, Eduard (Hrsg.): Handbuch Integrierte Sterbebegleitung. Gütersloh 2004c, S. 16-22.